頑張るナース・対人援助職のための

“読む”

こころのサプリ

"Supplement for Your Heart"

著 宇野さつき
Satsuki Uno

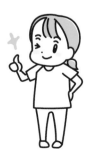

南江堂

はじめに

　この読む「こころのサプリ」を手に取っていただき，本当にありがとうございます．

　この本を通して，あなたに出会えたことをとても嬉しく思っています．

　この本は，看護職をはじめ，医療や介護，教育などの対人援助に関わるすべての人に，少しでも元気にイキイキと，やりがいを持って働いていただけるように，こころのサプリメントをぜひお届けしたいと思って書きました．

　Carer's care　支えている人にも，支えが必要です．

　私たちが目の前の人を支え続けるためには，私たち自身の支えが必要なのです．

　自分が心身ともによい状態でないと，よりよいケアや関わりはうまくできません．それは私自身がこの約 30 年の経験の中で，嫌というほど実感してきました．

　他者を支える前に，まず自分自身を大切にしていただきたいのです．心折れたり，倒れてしまっては，元も子もありません．

　かといって日々の忙しい中では，ゆっくり休みを取ることができなかったり，誰にも頼ることができないときもあるかもしれません．

　そんなときに役立てていただきたいのが，これからご紹介するサプリなのです．

これらのサプリはすべて，今まで私が失敗したり悩んだり苦労しながら，人から教えてもらったり，自ら学んだり，工夫してきたノウハウを集めたものです．

　アドラー心理学やコーチング，NLP（Neuro Linguistic Programing），瞑想，脳科学，行動心理，意思決定支援などの知識や，セミナーで聞いた話，友達から教えてもらったこと，経験から学んだことなどを，私が実際に仕事や家庭で活用してみて，「これはよかった！」と思ったものばかりを採用しています．

　患者さんや仲間から，よく「いつも元気ね！」と言っていただけているのは，実は私がこれらのサプリをいろいろと駆使しているからなのです．

　このサプリは，目次の問診表を参考にしていただきながら，自分の課題や改善したいことに合ったものから選んでいただいてOK です．気軽に取り入れやすいものから，ぜひ試してみてください．「お薬」ではなく「サプリメント」なので，すぐに効果を感じられないときもあるかもしれませんが，とくに副作用がなければ，意識してしばらく続けてみるのをオススメします．意外と後になって，じわっと効果を感じられることもあるでしょう．

　取り組むうちに，あなたなりのオリジナルアレンジが生まれるかもしれません．それもまた，大歓迎です．

　この「こころのサプリ」が，頑張るあなたに少しでもお役に立てることを心から祈っています．

2020 年 2 月

宇野さつき

目　次

自分の今のこころの状態に合った
サプリを探してみましょう！

ココロン

「ありのままの自分，大切にしていますか？」

☑ バタバタと忙しくて，疲れている

☑ ツイてないことばかりで，気分が落ち込む

☑ 目の前の仕事に集中したい

☑ 頑張りたくてもエンジンがかからない

☑ あっという間に 1 日が終わってしまう

☑ 心の中がモヤモヤとしている

☑ 仕事も家庭も頑張りたいけど，
　どれを優先したらいいか分からない

☑ 自分に自信がない

☑ 無理をしている感じがする

☑ 思うようにいかない

☑ 失敗して，後悔している

☑ 気持ちも身体もヘトヘトで疲れ切っている

☑ **バタバタと忙しくて，疲れている**

　仕事が忙しくて一日中バタバタと走り回ったり，難しい対応に追われたときは，本当に疲れ切ってヘトヘトになってしまいますよね．仕事だけでなく，家事や子育て，介護でもそんなときってありませんか？

　私も朝早く起きて子どもたちの弁当を作り，朝食を作りつつ夕食の下ごしらえと洗濯を同時進行，子どもたちを学校に送り出し，職場に行ったらデスクに書類が山盛り，依頼や相談の電話が鳴りっぱなし，患者さんの病状が急変して，急きょ訪問看護に出て対応，そしてまた自宅に戻ったら家事に追われて……．布団に入っても，正直「寝る」というよりは「倒れる」感じで，「あ〜忙しい！」「疲れた〜」「しんどい！（関西弁？）」と何度も口癖のようにつぶやいていました．

忙しさに潜む魔物

　忙しいという漢字は，よく見ると「心を亡くす」と書きます．**忙しくて疲れると，すっかり心の余裕がなくなり，視野が狭くなり，気持ちが焦って，かえってやるべきことがうまく進まず，さらに焦ってしまい，悪循環になります**．私もよく，それで気持ちがへこんでいました．

　そもそも「なぜこんなに疲れたのか？」と，ちょっと**見方を変えてみてください．**

　それはあなたがそれだけ仕事や目の前の課題を一生懸命頑張ったからなのです．忙しい中でも，**努力して取り組んだり，何とかしようと対応し，頑張ったからこそ「疲れた」**んです．

　そんなときは，「つぶやき」をちょっと変えたり，付け加えるだけで，気分が楽になり，ホッとすることができます．

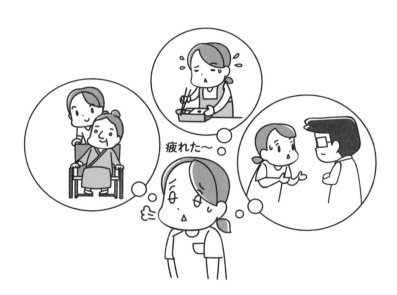

疲れた〜

つぶやきセレクト

01

- 効能：気分が楽になる
- 所要時間：数秒から1分
- 用意するもの：なし
- 使用方法

❶ 「疲れた〜」「あ〜忙しい！」と言う代わりか，または言った後に，「でも，よく頑張った！」「でも，○○さんの役に立った」と付け加えて，つぶやいてみましょう．

❷ あるいは「疲れた〜」と言った後に，「なぜなら……」と自分に問いかけてみましょう．

> 例：「あ〜疲れた〜，なぜなら，手を抜かずにていねいにケアをしたかったから」
> 「忙しかった〜，だって，これだけは今日中にしっかりやり切りたかったから」

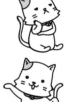

❸ あなたが具体的に取り組んだことやその理由などを思い出し，「ホントによく頑張ったよね，自分（私）！」と言葉にして自分に伝えてみましょう．

「疲れた〜」だけで終わらず，「頑張った〜」を足して，自分も周りも大切にしてみませんか？

「つぶやきを変えるくらいで，心や体の状態も変わるの？？」と，実は私も最初のうちは信じていませんでした．だって疲れているのも大変なのも事実だし，やらなければならないことや当たり前のことを行っただけで，そんなに頑張ったわけでもないし……．

ところがこのサプリを試しに使って，独り言でブチブチと「頑張った，頑張った」とつぶやいてみると，不思議と重たい疲労感がふわっと和らぎ，じわっと達成感も得られて，「あれ？なんだかいつもとちょっと違うかも？」と，ちょっと驚きました．

それからは仕事が忙しくて心身ともヘトヘトになったときやすごく緊張する場面に対応した後などに，意識してつぶやきながら，自分の肩をポンポンとたたいて，心身の疲れをリセットしています．

また，そんな私のつぶやきを聞いて，周りの人が「ホント，よく頑張ったよね〜」と声をかけてくれることもあるので，このサプリは伝染効果があるのかもしれません．

あなたもまずは気軽に，このサプリを試してみませんか？

今日も頑張った！

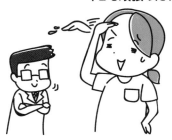

☑ ツイてないことばかりで，気分が落ち込む

何をしてもうまくいかない，ついてないなあと感じるときってありませんか？

例えば，車を運転していて急いでいるときに限って赤信号に引っかかってばかりとか，せっかくの旅行がずっと雨降りだったとか，食べたかった料理が売り切れていたりとか．

私が病棟勤務のころ，なぜか自分の勤務のときに限って急変や緊急入院があり，休憩が取れないくらい忙しかったり，記録ができずになかなか帰れないことが続いて，「なんで私のときばかり，いつもこうなの？」と憂鬱な気持ちになることがありました．すると，何をしてもすべてがうまくいかないんじゃないかと不安になり，仕事に行くのが億劫になったり，何かに取り組むにも躊躇してしまうようなときもありました．

N 循環と P 循環

ツイてない → 気持ちが落ち込む → 自信がなくなる → 億劫になる → 物事がうまく進まない → ツイないと感じる……こういう状態を **N（ネガティブ）循環**といいます[1]．この **N 循環から抜け出して，P（ポジティブ）循環に戻せる**，とっても簡単ですぐにできるのが「プチハッピー・ケア」です！

Ｎ循環

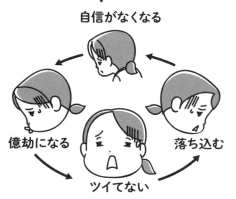

自信がなくなる

億劫になる

落ち込む

ツイてない

column：心のバランス

　心の中に「怒り」「不満」「不安」「自己（他者）否定」などＮ（ネガティブ）な要素が多いと，モチベーションが下がって視野や思考も狭くなります．それがトラブルの引き金となって悪循環を引き起こすことも少なくありません．いわゆる「踏んだり蹴ったり」ですね．一方，心の中に「愛」「思いやり」「感謝」「信頼」「喜び」などＰ（ポジティブ）な要素があると，安心できたり，自信を感じることができて，次の一歩を踏み出す勇気が生まれてきます．どちらも心の中には常にあるものですが，できればＰの要素がメインになる方が，気持ちも楽に過ごすことができますよね．

　同じ出来事でも「ものは言いよう」で，自分の中で肯定的にも否定的にもとらえることができます．物事をどのようにとらえているのか「心の癖」に気がついて，そこにポジティブ見方をほんの少しでも加えてみることで，心のバランスを整えてみませんか[2]．

02 プチハッピー・ケア

- 効能：やる気復活，ほっこりする
- 所要時間：1〜2分
- 用意するもの：なし
- 使用方法

❶ いつでも，どこでもできます．朝，仕事帰り，寝る前の時間などが
オススメです．

❷ 24時間以内に起こった出来事の中で，どんな小さなことでもよいので
何か1つ，「楽しかったこと」「嬉しかったこと」「ホッとしたこと」
「美味しかったこと」など，ポジティブな気持ちになった場面を思い出
してみましょう．

> 例：患者さんが「ありがとう」と言ってくれた
> 　　試食のチョコが美味しかった
> 　　レジのお兄さんがイケメンだった
> 　　道端に，かわいい花を見つけた
> 　　買いたかったものが10%オフになってた　など

❸ 見つけたら，そのときの場面をありありと思い浮かべてみましょう．

> それはいつですか？
> どんな場所ですか？
> 近くに誰かがいますか？
> そのとき見えている風景は？
> 聞こえてくる音や声，体の感覚，匂いや味は？

❹ 改めてそのときの気持ちや感覚を思い出したら，「これが今日のプチ
ハッピー！」として，心にしっかりチャージしましょう．メモや手帳に
記録しておくのもオススメです．

❺ また 1 日の中で，自分にとってポジティブに思える物や出来事に出会ったときに，「あ，これ，プチハッピーだ！」と，一瞬，意識を向けてみるのも，気軽にできてよいでしょう．

元気のタネに気づくこと

　どんな人でも，何もかもが「すべて最悪」な 1 日はありません．**必ずどこかに小さなハッピーがあります．** N 循環になっていると気がつきにくいだけなんです．

> 1日1つ「プチハッピー」を見つけて，
> 心の元気のタネをチャージしてみませんか？
> 小さなハッピーがきっと素敵なP循環に
> つながりますよ．

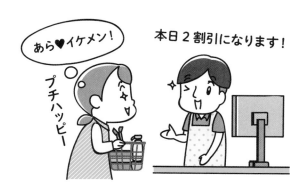

☑️ 目の前の仕事に集中したい

　気になることや考えごとがあると，手元の作業がおろそかになったり，注意散漫になって相手の話に集中できなかった経験はありませんか？

　お恥ずかしい話ですが，私は電車での通勤途中，職場のトラブルをどうしようかと頭の中で考え込んでいたら，目が覚めているにも関わらず，駅を乗り過ごしてしまったことが何度かありました．気持ちが落ち込んでいるときなどは，患者さんへの対応や目の前の課題に集中しようとしてもなかなかできなくて，困ったこともありました．

　目が開いていて，耳が聞こえていて，身体を動かしていても，**思考が何かにとらわれていたり，心ここにあらずだと，目の前のことにきちんと対応できなくなります**．

呼吸と瞑想

　そんなとき，TVのある番組で，尊敬する先輩看護師さんが患者さんの病室の前で，一瞬立ち止まって呼吸を整えている姿を見て，「これだ！」と思いました．

　「呼吸」は身体の中で意識しなくても動いていて，そして自分で意識的にもコントロールできる身体の機能です．ことわざや慣用句でも「息を凝らす」「息が合う」「息を抜く」など呼吸にまつわるものが多くありますよね．**呼吸を整えることで，心身とも自分のよりよい状態を導くことができる**のです．

column：マインドフルネスを取り入れよう！

　瞑想というと，お寺で座禅を組んで何年も修行して……といったイメージをもつ人も多いかもしれません．実は瞑想には，シンプルに呼吸に意識を向ける「呼吸法」や「歩く瞑想」「食べる瞑想」「慈悲の瞑想」など日常的に取り入れられるものから，ヨガや写経，座禅を組むなど様々なスタイルがあります．そして「今ここ」に集中することや，自分自身を俯瞰したり，周囲全体を見渡して冷静に行動したり，悟りを開いたり……といった様々な段階があります．最近では，臨床瞑想法やマインドフルネス・ストレス低減法など，治療やケアに活用されることも増えてきました

　マインドフルネスとは，「今，この瞬間に意図的に意識を向け，評価をせずにとらわれのない状態で，ただ観ること」（日本マインドフルネス学会）で，今ここの，心も身体の感覚もあるがままに感じることです．ところが普段は，あふれんばかりの情報に囲まれ，過去の出来事や未来のことが気がかりになり，目の前の現実以外に考えを巡らせてしまう「マインドワンダリング（心の迷走）」状態になっていることが少なくありません．「リセット・メーソー」のように，いったん呼吸に集中し，ほんの一瞬でもマインドフルネスになることで，いつでもどこでもストレスを和らげることができます[3, 4, 5]．あなたもうまく活用してみませんか？

リセット・メーソー

- 効能：充実感，気持ちが落ち着く
- 所要時間：1分以内
- 用意するもの：なし
- 使用方法

① これから取り組むことに集中したいとき，気持ちを切り替えたいときなど，いつでもすぐにできます．

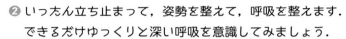

② いったん立ち止まって，姿勢を整えて，呼吸を整えます．できるだけゆっくりと深い呼吸を意識してみましょう．

③ 息を吐くときに，心の中の気がかりや不安，モヤモヤしたものを，呼吸とともに足元から地面に向けて流します．

④ 息を吸うときに，勇気ややる気，パワーを一緒に吸い込み，身体にしっかり取り込みます．

⑤ 息を吐きながら「リセット OK！」と心の中で唱えて，仕事に戻ります．

⑥ 会議や学会発表など，緊張するときにもオススメです．

　私は，患者さんの訪問看護のときや，ご家族に看取りに向けた話など大切なことを伝えなければならないとき，重要な会議に参加するときなどに，必ずこのサプリを取り入れて，しっかり集中して取り組むように心がけています．

ここぞ！というときのちょっとひと呼吸，
あなたも気軽に取り入れてみませんか？

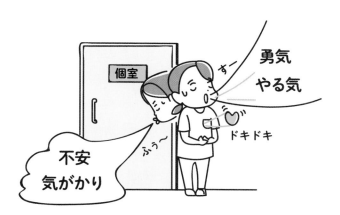

頑張りたくても
エンジンがかからない

　朝起きて「さあ，頑張らなくちゃ」と思っても，思うように動けないことはありませんか？　山盛りの仕事を目の前に，やらなくてはいけないことが分かっていても，なかなか手がつけられなかったり，後回しにしてしまったり……そんなときは，心が「電池切れ」になっているのかもしれません．

　私も対応の難しい患者さんやご家族との面談にパワーを使うと，そのあとボーっとして仕事が手につかなかったり，集中力がなくなってしまうことがあります．でも，それは怠けているのではなく，たいていシンプルに「電池切れ」になっていることが多いことに気がつきました．

ココロの充電器

　身体だけでなく心のエネルギーにも限界があります．看護や対人援助の仕事は身体を動かすだけでなく，「感情労働」として自分自身の気持ちや思考も使います．エネルギーを使い切ってしまったり，残りが少なくなったと感じるときは，しっかり充電することが必要なのです．

　私はいつも元気にイキイキとよい仕事ができるように，頑張り続けていくためのエネルギーがチャージできる充電器をいろいろと持つようにして，意識的に日ごろからこまめな充電を心がけています．

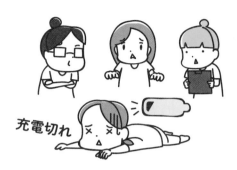

充電切れ

column：ケアする人ほどケアが必要！

　医療や介護の現場では，対象者のQOL（Quality of Life，生活の質・生命の質）が維持あるいは少しでもよりよくなるように取り組みます．ところが相手のQOLを一生懸命に考えて対応していても，自分自身のQOLについては考えたことはあるでしょうか？

　様々な課題を抱える相手に寄り添うには，勇気や根気，モチベーションやパワーが必要です．そのためにも専門家として，まずは自分ができるだけ心身ともによりよい状態にしておくことが必須です．つまり，ケアを提供する人ほど，自分自身のケアが大切なのです．でも，つい目の前の相手のことを優先して，自分のQOLは後回しになっている人が多いように思います（私もそうでした……）．

　あなたのQOLについて，どんなときにどんなことがあるとよりよくなるのかを，ぜひ一度，じっくり考えてみませんか？

04 ジューデインC

- 効能：やる気復活
- 所要時間：5分くらい
- 用意するもの：メモ用紙，筆記用具，タイマー
  *手帳やスマホなど，日ごろ持ち歩いているものにメモするのも
  オススメです．
- 使用方法

❶ 一人で少しの間，集中しやすいような環境で行うのをオススメします．

> 例：自分の部屋，喫茶店，新幹線の中など

❷ タイマーを3分でセットし，自分が**嬉しいとき，ホッとするとき，楽しいとき，癒されるとき**はどんな場面かを思い出して，キーワードをどんどん書き出してみましょう．字が乱れても構いません．
過去に頑張れたとき，つらいことから脱出できたときのきっかけなどもオススメです．
どんな小さなことでもよいので，少なくとも10個以上は書き出してみましょう．

❸ タイマーが鳴ったら，手を止めます．

❹ 一度，大きく伸びをして，深呼吸をしましょう．
そして改めて，書き出したものを眺めてみてください．

❺ 書き出したものは，あなたを「充電」し支えてくれる
リソースです．
その中でもとくに普段から取り入れやすいものに〇印，しっかり充電できるパワフルなものには◎印をつけてみましょう．
*後でほかにもリソースがあることを思い出したら，追記しましょう．

　私は患者さんの笑顔や「あなたに会えてよかった」と言われた
ときには，一言でもフルチャージされます．**日常の中に，頑張る
あなたを支えてくれる小さな充電器がたくさんあります**．それに
まず気づくこと，そしてそれらを意識して活用することで，あな
たの強い味方になってくれるでしょう．

04
ジューデインC

> すぐにできる，小さなセルフケアを
> ぜひ実践してみませんか？

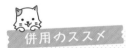

併用のススメ

これを食べたらチャージできるんだけど，ダイエット中だしなあ
……なんて悩むときもあると思います．そんなときは，
07「ミライ・カナエール」も一緒に取り入れてみましょう！

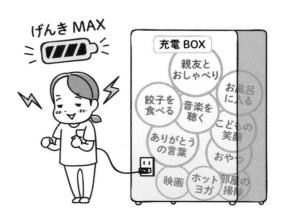

げんき MAX

充電 BOX

親友と
おしゃべり

餃子を
食べる

音楽を
聴く

お風呂に入る

ありがとう
の言葉

こどもの
笑顔

おやつ

映画

ホット
ヨガ

部屋の
掃除

☑ あっという間に 1 日が終わってしまう

「さあ，今日も頑張ろう！」と思いながらも，何だかバタバタと1日が過ぎてしまい，「あ〜結局何もできなかった……」と感じることってありませんか？

　私も，職場で朝から患者さんのケアに追われたり，次々に来る相談や依頼に対応していたら，お昼休憩もままならず，気がついたら夕方になっていた……なんてことがよくあります．仕事帰りや寝る前に気分転換になるかと思って，スマホでSNSの投稿や動画を見たり，ちょっとしたゲームをするのですが，結局，眼や頭を使うことになり，気は紛れてもリフレッシュにはつながらず，疲労感は残ったままでした．これが続くと，毎日がただ流れて，仕事をこなしているだけのような感覚になり，「私って何しているんだろう……」と感じることもありました．

頑張るあなたの数分間

　本当は，時間に追われている人ほど様々なタスクをこなしながら，誰よりも日々頑張っているのですが，**常にフル回転のままだと視野が狭くなり，自分自身を見失ってしまうことにもなります**．

　そんなときにオススメなのがこのサプリです．

　多くの時間をとる必要はありません．1 日ほんの数分でいいのです．その代わり，**その時間は何にもとらわれないようにして，自分のためだけにたっぷりぜいたくに過ごします**．

　私の場合は，お風呂に百均で買った 5 分間砂時計を持ち込んで，好きな入浴剤を入れ，頭を空っぽにして過ごすのが好きです．

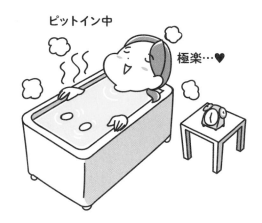

ピットイン中

極楽…♥

05 ピットイン・タイム

- **効能：やる気復活**
- **所要時間：3〜5分**
- **用意するもの：タイマー**
- **使用方法**

❶ 1日1回，自分がホッとしたり，癒される場面を作ります．

🖊 04「ジューデインC」から選ぶのもいいでしょう．毎回同じ内容でもいいですし，変化させてもよいでしょう．

> 例：美味しいコーヒーを飲む
> お気に入りの音楽を聴く
> リラックスしてお風呂に入る
> 好きなところを一人で（またはペットと）散歩する

❷ タイマーを3〜5分にセットし，とにかくその時間は，スマホをオフにするか離れたところに置くなど，自分だけの空間を確保します．眼も頭も休めて，自分の時間を邪魔されないように環境を整えましょう．

❸ 「今，ここ」のゆったりとした自分だけの時間を楽しみましょう．頭の中にいろいろな考えや思いが浮かんできても，「ああ，このこと，気になるよね」「確かに，こんな気持ちにもなるよね」と，ありのままを受け止めつつ，あまりそこにとらわれずに，ボーッと自分の心を眺めるような感じで過ごせるとよりよいでしょう．

❹ 時間が来たら，ひと呼吸してリセットし，また日常の作業や生活に戻ります．

❺ 仕事がある日などは数分で行い，休日などゆとりのあるときは十分に時間をとるのもいいでしょう．

　　走り続けるためには，ピットインして心も頭も身体もメンテナンスが必要です．自分を大切にする時間を確保して，充実感を取り戻しましょう．24 時間のうちのほんの数分が，あなたの次の頑張りを支えてくれます！

---

column：朝のおまじない

　マインドフルネスで「今，ここ」に気づくことは，セルフメンテナンスをする上でとても役立ちます．といっても，忙しい毎日の中でゆっくり自分自身とていねいに向き合う時間を取るのは，なかなか難しいかもしれません．

　私も毎日のように，朝から寝るまでバタバタと走り回っていることがほとんどですが，それでも今日一日，少しでもよりよい状態で過ごせるようにと取り入れているのが，朝の「つぶやき瞑想」です．

　通勤途中などに，ほんの数秒，小さな声で呪文を唱えています．周りに誰かいるときは心の中で唱えます．
「今日一日，信じる気持ち，祈る気持ち，感謝の気持ちをもって過ごせますように」「私が笑顔でありますように，大切な人たちが笑顔でありますように，すべての人が笑顔でありますように」

　そうすると，気持ちがすっとリセットされ，「とにかく，今日も一日頑張ろう！」と思えます．

　私のセリフはコーチングのワークや慈悲の瞑想をアレンジしたものですが，自分の大切にしたい価値観を短いフレーズにして何回か唱えているうちに，しっくりする言葉になります．あなたも自分への勇気づけのおまじないで，一日をスタートしてみませんか？

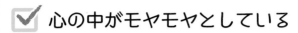

☑ 心の中がモヤモヤとしている

　気持ちがモヤモヤとしていて，なんだかスッキリしないときってありませんか？

　例えば職場や日常生活の中でも，「もっとこうなればいいのになあ」とか「こんなやり方でいいんだろうか」などの不満や疑問を感じながらも，自分の力ではどうしようもないときなどは，悶々とした気持ちになります．

　私が担当していた 80 歳代の男性のがん患者さんは，高齢の奥さんととてもかわいがっていたワンちゃんと一緒に，自宅で穏やかに過ごしておられました．彼はずっと「最期まで自宅で過ごしたいなあ」と話されていましたが，遠くに住んでいる息子さんが病院勤めの医師で「こんな状態で自宅に置いておくわけにはいかない！」と言って，すぐに入院させてしまいました．入院後は奥さんもなかなか面会に行けず，ワンちゃんにも会えず，残念ながらそのまま亡くなってしまいました．息子さんの心配も理解できるけど，あのとき，もう少し何とかできなかったのだろうか……と，とても悔やまれました．

　不満や疑問があっても，自分の立場や能力ではどうにもならない，現状を変えることができないと感じるときは，自分の勇気ややる気も失いがちです．あるいは，思考や視野が狭くなり，アイデアが尽きてマンネリになってるけど，どうしようもない……と行き詰った感じを持つかもしれません．

意識的に起こす「小さな変化」の効果

　私が仕事で煮詰まっていたとき，あるセミナーで「Do Something Different」という英語の慣用句に関して，一人の女性の実話を聴きました．「Do Something Different」とは，直訳すると「何か違った（変わった）ことをする」という意味になります．

　何年も悩みを抱えていた彼女が，カウンセラーから**「いつもしていることではないけど，苦もなく，いとも簡単にできること」**をやってみるように勧められ，試しにいつもと違う道を歩くようにしたそうです．すると，**少しずつ彼女の周りに変化が起きて，長年の悩みが解消し，自分のやりたいこともできるようになった**，という話でした．

　私もさっそく，通勤途中で歩くルートをちょっと変えたり，ランチでいつも頼まないメニューを選んでみました．すると，気になることとはまったく関係ない行動にも関わらず，そのちょっとした小さな変化を起こすことで，なぜか気持ちが楽になり，ふっと別のアイデアが浮かんできて，自分でもその効果にびっくりしました．

06 マンネリ打破

- 効能：気分スッキリ
- 所要時間：数秒〜
- 用意するもの：なし
- 使用方法

❶ 1日1回，思いついたときに，いつもとちょっと違う行動で，1人で無理なくできることを意識してやってみましょう．

> 例：同じ電車でも違う車両に乗ってみる
> いつもと違う道を歩いてみる
> いつもと違う食事を選んでみる
> いつもと違う場所に座ってみる
> 右手で持っているカバンを左で持ってみる
> いつもと違うペンを使ってみる
> いつもより，少し元気な声で挨拶してみる
> 会議などでいつも右手を挙げていたのを左手にしてみる
> 仕事中に窓の外を眺めてみる．ちょっと空を見上げてみる

❷「今日はちょっとこんなふうにしてみた」と，毎日意識して続けてみるのをオススメします．

❸ 1週間後に振り返ってみましょう．さて，あなた自身や周りのどんな変化に気がつきましたか？

　このサプリは，誰でもいつでもどこでも，すぐに気軽にできます．

　モヤモヤしていることや気になることに直接関係がなくても，**自分の中で小さな変化を起こすと，周りの何かが確実に変わります．そのことが，新たな気づきやアイデア，状況変化につながり**ます．

あなたも気軽に，苦もなくできることから，小さなチャレンジをしてみませんか？

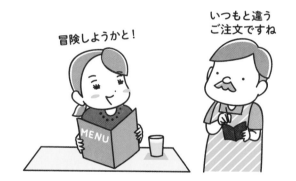

仕事も家庭も頑張りたいけど，どれを優先したらいいか分からない

ワークライフバランスを取ることが大切だといわれても，仕事と家庭での役割，自分のやりたいことなど，小さなことから大きな課題まで，どれを優先したらいいのかと迷うことはありませんか？

私がまだ専門看護師になりたてのころ，ある看護の国際セミナーのシンポジウムでイギリスの講師の先生から現地視察のお誘いを受けました．ぜひ自分の目でマクミランナースの活動を見たい！と思ったものの，子どもたちは 3 人とも小学生で，祖父母とも同居しておらず，家事や留守中の仕事のことなど課題が山積していて，とても迷いました．

仕事や家族を優先してしまう

子育てや介護をしながら仕事をしていると，**時間の使い方の優先順位で葛藤することがしばしばあります**．仕事や勉強に限らず，ちょっとゆっくりしたい，飲み会に行きたい，買い物に行きたいなど，リフレッシュしたいときもあります．ところがつい自分のことは後回しにして，仕事や家族のことを優先してしまうときってあ

🖉マクミランナース
イギリスの慈善団体から活動資金が提供されている緩和ケアの専門看護師．

りませんか？ 看護師は仕事柄，自分の気持ちよりも，周りのことを考え，すべきこと，しなくちゃいけないことを優先することが多いといわれています．でも，そのためにストレスをためて，後悔して過ごすのは，自分にも周りにもよい状況とはいえません．あるいは，誰かのせいにしたり，何かのせいにして「できない！」と諦めてしまうのも残念なことです．

未来は自分で決めていい

アドラー心理学の大切な考え方として「自己決定性」があります．**自分の行動は自分で決めることができる**，ということです．例えば，子どもがいるから，夫の協力がないから……などの要件があっても，それは自分の生き方を規定するものではありません．未来をどのように過ごすかは，自分で自由に決められるのです．

さらに「してしまったことを悔やむより，したかったのにしなかったことのほうが，悔やみが大きい」というユダヤの格言[6]もあります．

「〜すべき」ではなく，自分の中の「〜し たい！」を大切にしてみませんか？

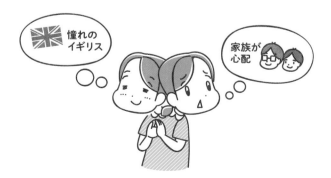

憧れの イギリス

家族が 心配

07 ミライ・カナエール

- 効能：ワクワク
- 所要時間：5分くらい
- 用意するもの：フセン，ペン
- 使用方法

❶ 一人で，リラックスして集中できる場所で行うことをオススメします．

❷ 自分のしたいこと，迷ったり悩んだりしていること，気がかりなことを，2分くらいで，1つのフセンに1項目ずつ書き出してみましょう．
日常のちょっとしたことから，自分の役割，将来のことなど，何でもよいです．
自分さえ分かればよいので，キーワードだけ書き出してもよいです．

❸ 書き終えたら，ペンを置いて，フセンを整理していきます．
あまり考え過ぎずに直感で選んでいきましょう．
まずは「〜しなくちゃいけない」「〜すべき」という内容のフセンは，いったん横に置きます．

❹ 「私にしかできないこと」や「今しかできないこと」のフセンがあれば，ピックアップしましょう．

❺ また，お金や時間，環境などの何の制約もなかったら，自分がワクワクしたり，笑顔になるのはどのフセンかを探してみます．

❻ 改めて全体を眺めてみて，今の段階でどのフセンを選ぶか決めてみましょう．

❼ どれを選ぶかを決めたら，そのフセンを持って，おまじないを唱えてみましょう．

> 大丈夫！なるようになる！
> 流れに任せよう！
> きっとうまくいく！
> 誰もがハッピーになる！　など

　私はこの方法で，仕事よりも子どものことを優先することもあります．**自分の大切にしたいことを軸にどれを優先するかを選ぶことができれば，後悔することはほとんどありません．**今回選ばなかったフセンも「いつかきっと，やってみたいな」と心に留めておくと，なぜか別のもっといいタイミングで願いが叶うからです．

その後の筆者と子どもたち

　その後，「お仕事の勉強しにイギリスに行ってみたいねん」と子どもたちに相談すると，「お土産，買ってきてくれる？」と笑顔で答えてくれました．その研修のおかげで，私はたくさんの活動のヒントや勇気をいただきました．子どもたちも自然と世界に目が行くようになり「いつか自分も行ってみたい！」とチャレンジするようになりました．

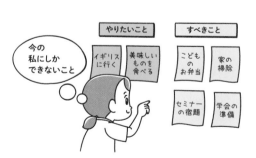

今の私にしかできないこと

やりたいこと		すべきこと	
イギリスに行く	美味しいものを食べる	こどものお弁当	家の掃除
		セミナーの宿題	学会の準備

併用のススメ

> 選んだものの，やっぱりなあ……と実行に悩むときは，
> 💊**27**「でも EX」を併用するのもオススメです．

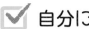

問診 1　ありのままの自分，大切にしていますか？

☑ 自分に自信がない

　自分に自信が持てないときってありますよね．「どうせ，私なんて」という言葉がポロっと浮かんできそうです．

　私は職場や配属が変わるとき，毎回とても不安でした．看護師 4 年目のとき，ある成人の外科病棟に配属になりました．4 年目といっても私はそれまで新生児や小児看護の経験しかなく，成人看護は実習以来で，血圧を測るにもドキドキでした．同じ病院内で病棟から外来に移動したときも，まるで別世界のように感じました．ほかの人のように手際よく作業や処置ができなくて，ボーッと立ちすくんでしまうこともありました．

現実の壁に心が折れそうに

　大学院を何とか修了したとき，イギリスで出会ったマクミランナース（p26 参照）の言葉を胸に「がん看護専門看護師（certified nurse specialist：CNS）として地域で役に立ちたい！」と心に決めて，初めて在宅医療のフィールドに飛び込みました．

　ところが実際に現場に出ると，病院勤務とは異なる状況に目から何枚もうろこが落ち，自分の実践の甘さ，視野の狭さを痛感しました．かれこれ 5 年以上臨床現場を離れていたため，看

護スキルへの不安もあり，ドキドキしながらケアを行っていました．

　そこに上司から毎日のように管理業務の不十分さなどをダメ出しされ，私は「もっとしっかりしなくちゃ，頑張らなくちゃ」と自分の能力のなさや未熟さを叱咤し，上司の要望に応えなければと必死になっていました．

　ヘトヘトで家に帰ると，つい子どもたちに厳しくあたってしまい，後で自己嫌悪に陥りました．持ち帰りで仕事をしていたら夫から嫌味を言われ，私の状況を理解してもらえていないと感じ，悲しくなりました．

　そのうち，「他の人のようにはできないし……」「私はここでは必要とされていないかも……」「私って母親失格かも……」とさらに気持ちが落ち込んで，すっかり自信をなくし，孤独に感じてしまうこともありました．

かけがえのない自分

　実は**自分なりに頑張っているところ，できているところがあっても，気持ちが「できないところ」にフォーカスしているとなかなか気づくことができず，「すべてできない」ように感じてしまう**ことがあります．しかし，どんな場所でも，どんな人でも，この世の中に誰一人として「必要のない人」はいないのです．

> 大切な存在であるあなたが，
> 自分自身を見失ってしまわないように，
> このサプリを取り入れてみませんか？

08 丸ごとホールド

◎ **効能：元気が出る**

◎ **所要時間：6～8分**

◎ **用意するもの：フセン（できれば2色），ペン，タイマー**

◎ **使用方法：周りに気を遣わずに集中できるような場所で行うことをオススメします.**

❶ 2分間で，「自分の自信がないこと」や「ダメだなと思うこと」を，1つの色のフセンに書き出してみましょう.
1枚につき1項目を書くようにします.

❷ タイマーが鳴ったらペンを置いて，腕を上に挙げて，大きく伸びをしてみましょう. ふーっと1回，深呼吸してから，書き出したものを並べて眺めてみましょう.

❸ 改めて眺めながら，「そんな自分でも，よく頑張っているよね」「そんな気分にもなるよね」と声に出してつぶやいてみましょう.

❹ 次にまた2分間，今度は，小さなことでもよいので，それでも「自分が頑張っていること」「努力していること」「自分のいいところ」を，同じように別の色のフセンに書き出してみましょう.

❺ タイマーが鳴ったらペンを置いて，先ほどと同じようにもう一度，伸びをしてみます.

❻ 書き出したものを並べて眺めながら，「頑張っている自分もいるよね」と自分に優しく声をかけてあげましょう.

ありのままの自分にエールを

　できるところ，できないところ，いいところ，イケてないところも，すべて自分．そして，それでも頑張っていることを，誰よりも知っているのも自分自身です．

　良い悪いでジャッジするのではなく，そんなあなた自身を丸ごと受け止め，優しく心からエールを送ってあげましょう．

08
丸ごとホールド

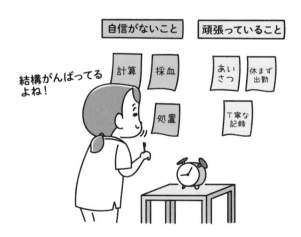

問診1　ありのままの自分，大切にしていますか？

無理をしている感じがする

　本当は言いたいけど，なかなか相手に言えない……，本当は気が進まないけど，やらなければならないときやつい引き受けてしまうときってありませんか？

　例えば，今日は早く帰りたい！と思っているのに，先輩から「ごめん，あとの片づけ，お願いできる？」と言われて「いいです！大丈夫です！」とつい答えてしまったり，付き合いでの飲み会に本当は気が乗らないのに，断れずに参加したり．表面上は平常心を装っていても，心の中では「やだな〜」「こんなことしている場合じゃないのに」なんて，モヤモヤするのではないでしょうか．
　私の場合，つい調子に乗って幹事やまとめ役を引き受けてしまうことがあり，後で「あ〜あ，なんで引き受けちゃったんだろう」と後悔することがときどきあります．

心のバランス異常，発生中

　これがたまにならよいのですが，無理や我慢が続いてしまうと心がぐったりと疲れてしまいます．自分が自分でないみたいな感覚になり，さらに自分の本当の気持ちや感情を抑えがちになり，ストレスが溜まってしまいます．しかし，結果としては誰かの役に立っていることも多いので，**自分が我慢していることに気がつかずに，なんだかモヤモヤした感じだけをキャッチしている**こともあるかもしれません．

　あなたも自分の心のバランスを，
　ときどきちょっと確認してみませんか？

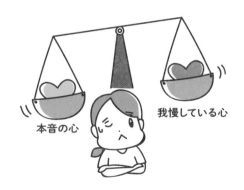

本音の心　　　我慢している心

ハート・バランスチェック

- 効能：なるほど納得
- 所要時間：約10分
- 用意するもの：A4くらいの白紙，ペン
- 使用方法

❶ なんだか気持ちがモヤモヤしているとき，気になることがあるときなどに，集中して取り組める環境で行いましょう．

❷ 紙に右のような表を作り，一番上に「テーマ」，それぞれの枠の上に左から「①考えていること」「②言っていること」「③やっていること」「④感じていること」と書きます．

❸ 一番上に気になっているテーマを書きます

例：「仕事のこと」「子育てのこと」「体調管理」「節約したい」など

❹ テーマについて，まず「①考えていること」を1〜2分で箇条書きしてみましょう．

❺ つぎに「②言っていること」のところに，1〜2分で実際に誰かに伝えたり言葉にしていることを，箇条書きで書き出してみましょう．

❻ 次に，「③やっていること」のところに，テーマに関する実際の行動について1〜2分で書き出します．

❼ 最後にそのテーマについて「④感じていること」を1〜2分で書き出してみましょう．

❽ それぞれ書き終わったら，いったん手を止めて，全体を眺めてみましょう．

❾ テーマについて書き出してみて，どんなことに気がつきましたか？

例：考えていることと，実際にやってることが違っているなあ
　　なるほど，頭と心と言動がバラバラだから変な感じしているんだなあ
　　他に大事にしたいことがあるから，ずれていたのかな
　　頑張って考えていることを行動しているなあ　など

何らかの気づきがあったところで止めても OK です．

そしてもし余裕があったら，次のワークを追加してみてください．

⑩ この表の中で，「②言っていること」と「③やっていること」は自分でコントロールすることが可能です．

書き出して気がついたことで，何か言葉にしたり行動してみたいことが思い浮かんだら，表の下に，違う色のペンで書き足すか，書いて〇で囲んでみてください．

テーマ	「後輩の指導について」		
①考えていること	②言っていること	③やっていること	④感じていること
・責任をもって指導しなくちゃ ・彼女がミスや失敗をしないようにていねいに指導しよう ・いつでも相談に乗れるようにしよう ・早くリーダーになれるくらい成長してほしい	(本人に) 「頑張ってね」 「不安なことがあったら必ず確認してね！」 「報告書を師長に提出する前に見せてね」 「最近，仕事の方はどう？」 (オープンクエスチョンで聞いてみる)	・後輩の仕事の仕方をチェックする ・顔を見かけたら必ず声をかける ・後輩の様子を確認する 先輩に指導の仕方を相談してみる	・あの子，よくわからなくて，苦手 ・指導する自信がない ・私には無理 ・しんどいなぁ… ・めんどくさい…

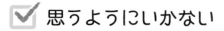

問診1　ありのままの自分，大切にしていますか？

☑ 思うようにいかない

　自分なりに頑張ったり努力しても，自分の望むような結果や成果になかなか結びつかないときってありませんか？　気持ちが落ち込みますよね．

　今から20年ほど前，私は専門看護師を目指して大学院を受験したのですが，1回目は不合格でした．ちょうど3人目が生まれた後で生活も体調も余裕がなかったのですが，長年，専門看護師を目指して頑張りたいと思っていたので，子育ての合間にコツコツと勉強していました．大学の同期がどんどん活躍している中で取り残されたような焦りや，これから先，看護師としてどうしていったらいいんだろう……とキャリアを模索していました．

　不合格になったときは，「子どもがいたら無理なんだろうか……」とか，「周囲が理解や協力してくれないから十分勉強できなかったんだ……」と思ったりもしました．そんなとき，親友が「長い目で見たら，きっと今回の出来事にも何か意味があるんじゃない？」と言ってくれたのが，そこから一歩前に進む後押しになりました．

未来へ一歩進むために

　人生いろいろ，うまくいくときもいかないときもあります．誰かのせいや何かのせいにしても，起こったことは仕方がありません．**過去と他人は変えられないけど，未来と自分は変えることができます**．そんなとき，ありのままの自分を大切にしながら，ちょっと背中を後押ししてもらえたら嬉しいですよね．

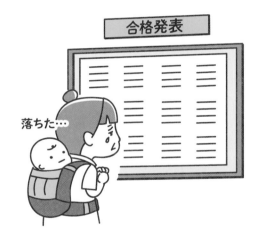

10 落ち込みリカバー

- ⊘ **効能：なるほど納得，元気が出る**
- ⊘ **所要時間：2〜3分**
- ⊘ **使用方法**

❶ 周りに気をつかわずに行える場所で行うのをオススメします．

❷ 今いる場所から1，2歩でも少し離れたところに立って
腕を上に挙げて，大きく伸びをしてみましょう．ふーっ
と1回，深呼吸したら，目を閉じて，元気な90歳に
なった自分をイメージしてみましょう．

> 90歳になったあなたは，どこにいますか？
> どんな様子でいるでしょうか？

❸ イメージができたら，目を開けて，90歳の自分になりきってみます．
そして先ほどまで自分のいた場所を見つめながら，落ち込んで自信を
なくしている「今の自分」に声をかけてあげてください．
未来の90歳のあなたは，今のあなたにどんなエールを送るでしょう
か？

> 「大丈夫，何とかなるよ」
> 「今のままで，いいのよ」
> 「よく頑張ってるよ」
> 「今の努力は，ちゃんと後につながるからね」
> 「とにかく，食べて，寝てたら，大丈夫！」

❹ もう一度大きく伸びをして，深呼吸を1回して，
現在の自分に戻ります．
そして先ほどの「90歳の自分」からのエールを，
もう一度思い出してみましょう．

　もし，90歳の自分がイメージしにくかったら，自分の尊敬する人，大好きな人をイメージするのもオススメです.

　その方が，今の自分にどんな言葉をかけてくれるか，想像してみてください.

　きっとあなたの心の元気を優しくチャージしてくれるでしょう.

ショートバージョンでも OK

　私はときどき，何かに困ったときや行き詰ったときに，このサプリをショートバージョンで活用しています. 頭の中で「もし90歳の私だったら……」「尊敬する〇〇さんだったら……」とイメージしてみます. これだと周りには気づかれずに，その場ですぐ，リカバーすることができて，とても助けになっています.

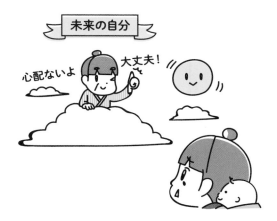

☑ 失敗して，後悔している

「人間は完璧な存在じゃない．失敗することもある」と分かっていても，やっぱり，うまくいかないことがあると，後悔したり，自信をなくすことってありますよね．

　私も大きな失敗から日ごろの小さな失敗まで，まさに失敗続きの人生を送っています．
　昔，チームカンファレンスのときに，感情的にヒートアップして，「もっと，先生がちゃんと指示を出してくれないと困ります！」とつい主治医に厳しく言ってしまい，「なんだ，この看護師は！」と怒らせてしまったことがありました．「あんなふうに言わなきゃよかった……」と後悔しても，一度口にした言葉はリセットできません．しばらくは顔を合わせづらくて困りました．
　また，提出しなければならない大切な書類や原稿をすっかり忘れてしまっていて，期限を過ぎてから気づき，慌てて冷汗をかきながら先方に謝ることも何度かありました．

後悔からのステップ

　人間だから失敗してもしょうがない！と開き直っても，心にはちょっとモヤモヤが残りがちです．あるいは失敗すると，一瞬，すべてを失ってしまったように感じることもあるかもしれません．

しかし**失敗したからこそ，大切な気づきや得られることも多くあります**．人生，七転び八起きです．それをこのサプリで見つけて，あなたも起き上がってみませんか．

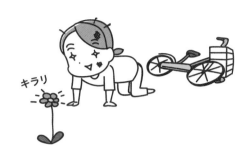

キラリ

---

column：レジリエンスを鍛えよう

「可愛い子には旅をさせよ」「若いときの苦労は買ってでもせよ」ということわざがありますが，確かに苦労や失敗から学んだことは，自分自身の成長につながるのを実感します．イジメや父の死など，つらく悲しい体験をしたときも心が折れそうになりましたが，心の奥では「もったいない精神（？）」で，「いつかきっとこの経験をネタにするぞ！」と言い聞かせていました．この経験によって，いつかどこかで自分にとって大切な何かを得られるに違いないと信じると，苦しい中でも何とか踏ん張ることができたように思います．

レジリエンスとは，回復力や復元力ともいわれています．人生は波乱万丈で実に様々な経験を重ねますが，出来事をどのようにとらえるかは，自分で自由に選ぶことができます．そして自分の体験を他の誰かに役立てることもできます．まずは日常の小さなことから，自分のレジリエンスを鍛える機会にしてみませんか？

ピンチdeシフト

- **効能：やる気復活**
- **所要時間：5〜10分**
- **用意するもの：紙，ペン（なくてもよい）**
- **使用方法**

❶ 周りに気をつかわず，自分の気持ちを出しても安全な場所で行うのをオススメします（私はよく，自分の部屋やお風呂の中で行っています）．

❷ まずは，後悔している自分の感情を出し切ります．
言葉に出してもいいし，心の中でつぶやいたり，文章で書いてみるのもいいでしょう．
自分が安全だと感じる場で思い切り泣いたり叫んだりすると，カタルシス効果（心の浄化作用）でスッキリします．

> 例「あ〜もっとこうすればよかった……」
> 「別の言い方をすべきだった……」
> 「ああ，最悪……」

❸ 次に「本当はどうしたかったのか」を自分に質問してみましょう．

> 例：本当はどうしたかった？ どうなればよかった？
> そのときの自分が大切にしたかったことは？
> 頑張ろうとしていたことは？

❹ 次に，また自分に「失敗や後悔したことで気がついたこと」を尋ねてみましょう

> 例：今回のことで，気づいたことは？ 学んだことは？
> 失ったものもあるけど，逆に得られたものは？
> もし映画のように「テイク2」があるとしたら？
> やり直しがきくならどうしたい？

⑤ 一度ゆっくり深呼吸をしてみましょう．

⑥ そして，「これからどうなればいいか？」を考えてみましょう．また，これから無理なく取り組めそうな小さなアイデアを出してみましょう．

> 例：イラっとしたときは，ひと呼吸おいてから話をする
>
> 　　忘れないようにメモを残しておく

「失敗は成功のもと」ということわざもあります．うまくいかなかったときの気づきが，次への大切なヒントになるのです．

私はお風呂でこのサプリを使っていて，ふっとアイデアが浮かんだときは，急いで外に出て，着替える前に忘れないうちにメモをすることもあります（笑）．

併用のススメ

気づきの後は，よく頑張った自分へのご褒美として
04「ジューデイン C」をプラスしてもいいですね．
また，まだ気持ちがヘトヘトだなと感じるときは，
12「1 分間エール」を追加するのもオススメです．

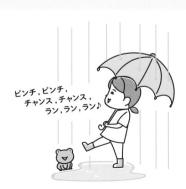

ピンチ，ピンチ，
チャンス，チャンス，
ラン，ラン，ラン♪

11
ピンチ de シフト

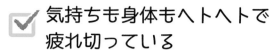

☑ 気持ちも身体もヘトヘトで疲れ切っている

　看護師や対人援助に関わる人は仕事柄，やらなければならないことにはきちんと対応しようとする責任感の強い方が多く，つい無理をしがちです．そして自分のことは後回しにして，仕事や家族のことを優先させ，体調を崩したり，ストレスをためてしまうこともあるのではないでしょうか．

SOS が出せなくて

　私も数年前，めまいで倒れて救急車で運ばれ，入院したことがありました．月曜から金曜までは現場の仕事をし，土日は講義や研修があり，数ヵ月間ほとんど休みがない状態が続いていました．そのころは日中は仕事で走り回り，自宅に帰ってからは家事と育児に追われ，座れるのは食事のときの 10 分ほどとトイレにお風呂，あとは寝るときだけのような生活でした．倒れたことで，かえって周りに心配をかけて，職場にも迷惑をかけてしまい，さらに落ち込んだことを覚えています．

　「もう無理〜」「限界！」と感じながらも，でも休めなくて，止めるわけにもいかなくて，そんな自分に自信をなくしたり，責めたり，落ち込んだり……と悪循環になるばかりでした．

　周りの人たちが「よく頑張っているね」と見てくれていても，そこまで自分がヘトヘトになっていることには，気づいてもらえていないこともあります。「助けて」とSOSサインを出せたらいいのですが，周りも無理して頑張っているときには，自分だけ弱音を吐くことができなくて，SOSを出したくても出せないときもあります。また，SOSを出していても相手に分かってもらえないときは，「これ以上，どうしたらいいの？」と絶望感や無力感を感じることもありました．

まずは自分を大切に

　アドラー心理学では，「自己受容」「他者信頼」「他者貢献」がしあわせの3条件と言われています．その中の「自己受容」とは，自分のいいところも悪いところも，イケているところもイマイチなところも，過去も現在も，ありのままを受け入れる，ということです。「自己肯定」でもなく「自己否定」でもなく，良い悪いをジャッジするのでもなく，世の中にたった一人，他の誰でもない自分自身を，ありのまま，大切にすることが必要なのです．

　自分がどれだけ頑張ってるかは，誰よりも自分がよく知っています．我慢をしたり，つらい思いをしたり，悔しい思いをしていることも，誰にも見えないところで，気づかいや努力をしていることも．そんな頑張っているあなたに，誰よりもよく知っている「あなた自身」から，心からのエールを送ってあげませんか？

12 1分間エール

- 効能：気分が楽になる，自信が持てる
- 所要時間：1分
- 用意するもの：なし
- 使用方法

❶ 家でも職場でもよいので，いつも自分が座っている場所の後ろか横に立ちます．

❷ そして，いつも自分がいる場所に，「自分が座っている」とイメージしてみてください．
イメージしにくいようであれば，ぬいぐるみやクッションなどを置いてもよいです．

❸ 次に，イメージした自分に，1分前後でよいので，声を出して，エールを送ってあげてください（実際に声に出すことをオススメします．難しい場合は心の中で伝えてもよいです）．

> 例：「（自分の名前），本当によく頑張ってるね」
> 「体調崩しながらも，イライラしながらも，悩みながらも，頑張っているよね」
> 「そんなあなたのこと，誰よりもよく知っているよ」
> 「失敗したり，うまくいかないことあるけど，それでもあきらめずに続けているあなたは，すごいなと思う，尊敬しているよ」
> 「あんなこと，こんなこともあったけど，今まで頑張ってこれたじゃない．これからもきっと，大丈夫だよ」
> 「（自分の名前）のこと，大事に思っているよ．心から応援しているよ」
> 「仕事や家族のため，自分のためにも頑張ってくれて，ありがとう！感謝しているよ」
> 「くれぐれも身体と気持ちは大事にしてね」　などなど…

❹ 十分にエールを送ったら，いつもの場所に座ります．

❺ 一度，深呼吸し，できれば目を閉じて，横か後ろに立っていた自分からのエールを思い出してみます．

❻ そのときに湧き上がってきた感情を，ありのまま受け止めてみましょう．

あなたにとって，誰よりもその頑張りやつらさを知っている「あなた自身」が最強のサポーターです！

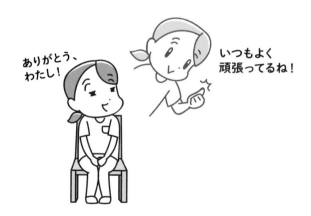

ありがとう、わたし！

いつもよく頑張ってるね！

1分間エール

問診 2

「人間関係，うまくいっていますか？」

- ☑ いい信頼関係を築きたい
- ☑ わがままな人に対応しなければいけない
- ☑ 一生懸命に関わっているのに，相手に拒否された
- ☑ 相手のできていないところばかり気になる
- ☑ 相手に非現実的なことを言われて困った
- ☑ 異なる意見を相手に伝えたい
- ☑ 何度説明しても相手に分かってもらえない
- ☑ 苦手な人，嫌いな人がいる
- ☑ 腹が立って，イライラしている
- ☑ 指導や注意をしても言うことを聞いてもらえない

☑️ **いい信頼関係を築きたい**

　相手と信頼関係を築くことは，ケアや対人援助の基本でもありとても大切です．

　だからこそ，じっくりていねいに様々なプロセスを得ながらお互いの信頼を深められたらいいのですが，とくに現場では，今すぐ短い時間で対応しなければいけないときってありませんか？

　私は今，在宅医療の現場で仕事をしていますが，病院勤務のときと大きく異なる点がいくつかあります．まず，訪問看護で患者さんの自宅に伺うことになるので，信頼関係がある程度できていないと家の中に入れてもらえません．また患者さんやご家族と出会ってすぐに，予後や看取りなど悪い知らせについて話し合わなければならない場面も多く，まだ相手と十分な信頼関係が築けていない中で，どんなふうに声をかけたらよいのかと，毎回悩んで慎重になります．そんなときほど，言葉が出てこなかったりします．

非言語コミュニケーションの影響力

　ところで皆さんは「メラビアンの法則」というのを知っていますか（**図**）？ 話し手が聞き手に与える影響のうち，言語情報は7％で，声のトーンや調子などの聴覚情報が38％，表情や態度

などの視覚情報が 55％と言われています.

　コミュニケーションというと，どんな言葉を使うかを意識しがちですが，これで見ると**言葉以外の要素の方がもっと影響が大きい**のが分かります.

　つまり,「何かを話そう」とするのではなく，まずは**相手のペースに合わせます**.　すると言葉を使わなくても，出会ったほんの短い期間で「この人は，よく分かってくれる人！」になれるんです.　**安心してコミュニケーションが取れる相手とは，信頼関係も作りやすくなります**.　俳優になったようなイメージで，まずは気軽に相手に合わせてチャレンジしてみましょう.

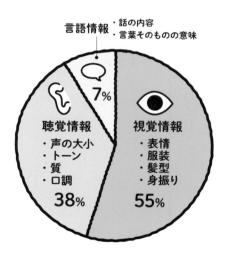

言語情報
・話の内容
・言葉そのものの意味
7%

聴覚情報
・声の大小
・トーン
・質
・口調
38%

視覚情報
・表情
・服装
・髪型
・身振り
55%

✏メラビアンの法則
アメリカの心理学者アルバート・メラビアンが提唱した，非言語コミュニケーションの重要性を説いた法則. 矛盾したメッセージが発せられたときの人の受けとめ方について，実験を用いてまとめた.

⓭ ヨリソエールMAX

- ◎ 効能：優しい気持ち
- ◎ 所要時間：数秒〜
- ◎ 用意するもの：なし
- ◎ 使用方法

❶ 相手の雰囲気をキャッチして，自分の表情や体の動きなどを合わせて みましょう．

> 例：やや緊張した感じ
> 　　暗い雰囲気
> 　　落ち着いた雰囲気
> 　　明るい雰囲気　など

❷ 相手の話し方や話すスピードを観察して，自分の話すペースを合わせ てみましょう．
相づちの打ち方やタイミングなども合わせてみましょう．

> 例：ゆっくり話す人
> 　　早口でハキハキと話す人
> 　　淡々と話す人
> 　　声の高さ，声の大きさ，話すリズムなど

❸ 相手の話す言葉のくせやキーワードを拾い上げて，それを使って話を してみましょう．

> 例：相手「普通〜ですよね」「普通〜でしょう？」
> 　　→自分「普通〜なんですね」
> 　　がん患者さんが「がん」という言葉を使わず，
> 　　「病気」と言っている
> 　　→自分「あなたの病気が」と表現する
> 　　（「あなたのがんが」とは言わないようにする）

　このサプリは，患者さんやご家族だけでなく，挨拶や多職種の方々との話や会議のときなどにも使えます．普段から，家族や友達との会話の中などで，ぜひちょっと意識して試してみてください．

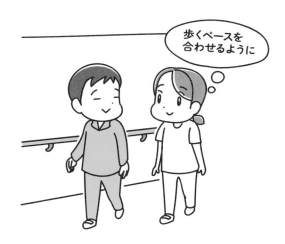

歩くペースを
合わせるように

☑ わがままな人に 対応しなければいけない

　例え患者さんであっても「この人，ずいぶん勝手な人だな」とか「無理ばかり言って，なんてわがままなんだろう」と思ったことはありませんか？

　私の勤務している医院にも，休診日や時間外に「私は常連なんだから，いつもの薬を出して！」と無理を言ってくる患者さんが何人かいます．少ない人数で仕事をしているのに「あの看護師は嫌だ」「このヘルパーさんでないとダメだ」など，対応する人を選ぶ患者さんがいて困ることもあります．

　誰一人として同じ価値観を持っている人はいないし，何らかの経験や理由があって，そういう考えやライフスタイルを持つようになった背景があると思います．しかし自分の価値観と異なると，ときに抵抗感を覚えることもあるかもしれません．私の場合，道端でポイっとごみを捨てる人を見かけると，結構イラッとしてしまいます．

いったん受け止めてみる

　ところが他の人の言動を，自分の考える「常識」に当てはめて「良い悪い」で判断してばかりいると，ときに心が荒れたり，疲れてくることがあります．また，そのままでは相手との信頼関係も築きにくくなります．そんなときは**いったん「そうなんだ〜」と受け止めると，ちょっと気持ちに余裕ができます**．

　こちら側に少し気持ちの余裕ができると，理解しがたい反応であっても相手の見方が広がり，「なるほど，だからか！」と**その人の大事にしたいことが見えてきて，自分も納得した対応ができるようになります**．

自分の「こころのメガネ」を
ちょっとずらして見てみませんか？

14
見方ホグレ〜ル

14 見方ホグレ～ル

○ **効能：気分スッキリ**
○ **所要時間：数秒～**
○ **用意するもの：なし**
○ **使用方法**

❶ 相手の行動や反応を見て，イラっとしたり，「え～まじで？」などと思ったあとに，心の中で次の言葉を追加して言ってみます．

> 「なるほど，そう来るか！」
> 「へ～，それもアリか」

❷ もし気持ちの余裕が少しできたら，一度共感的に受け止めて，相手に質問してみましょう．
相手の大切にしたいことが見えてくるかもしれません．

> 「なるほど，○○さんはこのように考えているんですね」
> 「△△さんは，～したいと思っているんですね」
> 「もしよかったら，どうしてそう思うのか，もう少し教えていただけませんか？」

　最近はわがまま勝手な患者さんほど，私は大歓迎になりました．なぜなら，その人が何を大事にしたいかがそこから読み取りやすく，その人に寄り添った対応やケアのヒントが見えてくるからです．

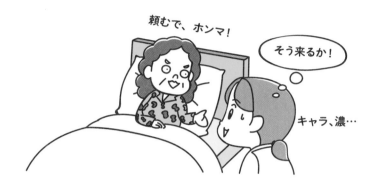

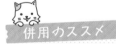

そのあと，自分の気持ちを伝えたいときは，
💊18「アサ・イーコミュ」をオススメします．

☑ 一生懸命に関わっているのに，相手に拒否され方

　対人援助の仕事をしていて，相手の苦痛やつらさを軽減しようと思って，いろいろと提案したり説明しても，断られたり拒否されることってありませんか？

　私の場合，終末期で動けなくなった患者さんに褥瘡^{じょくそう}ができては困るだろうと思って，エアマットの導入を勧めても「イヤ」と断られたことが何度かありました．また，薬の管理がうまくできず，患者さんが痛みに苦しんでいるので，訪問看護を導入した方が安心だろうし，「痛みは我慢しないで薬を飲んだ方がいいですよ！」と勧めても「大丈夫です！」と拒否されたこともありました．少しでも安楽・安心を提供できればと思って提案しているのに「なんで分かってもらえないの？」と，もどかしく感じることもあります．

✐エアマット
エアマットレスの略．体圧分散寝具．

自分の心のメガネに気づく

　物の見方，「心のメガネ」は人それぞれ違います．だから同じものや同じ現象を見ても，人によってとらえ方がまったく異なるのです．コップに水が半分入っているのを見て「もう半分しかない！」と思うのか「まだ半分ある！」と思うのかといった具合です．

　専門家として，相手の状態を評価・判断・分析し，ケアや介入を行うのはとても重要なことです．そのため，私たちは仕事をしているとき「専門家モード」のメガネをかけていることがほとんどです．ところが，そのメガネだけで対応していると，相手の「生活者モード」との見方にずれが生じることがあります．**「専門家モード」のメガネでは自分では当たり前だと思っていることでも，相手の立場から見ると気がかりや優先順位がまったく異なっている**ことも少なくありません．

　専門家としての視点を持ちつつ，相手の視点にも寄り添ったケアが行えるように，自分のメガネと相手のメガネの見え方を確認してみませんか？

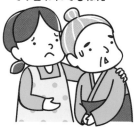

そう言われてもねぇ……

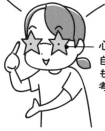

絶対○○した方がいいですよ！

心のメガネ
自分独自の
ものの見方や
考え方

15
メガネ・チェンジ

メガネ・チェンジ

15

- ⊘ **効能**：なるほど納得
- ⊘ **所要時間**：約5分
- ⊘ **用意するもの**：椅子（座布団でも可）2つ
- ⊘ **使用方法**

❶ 椅子を2つ用意します．一つは自分，もう一つは相手が座っていると イメージします．

❷ 一度自分のところに座ってみて，とくに印象的な場面を 思い出してみます．

そのときに，あなたは相手に何を伝えたかったのでしょう か？

それを「私は〇〇が大事だと思っているんです」と置き換えて， 相手側の椅子に向かって伝えてみましょう．

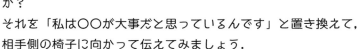

> 例：「エアマットを導入しませんか？
> なぜなら，私はあなたが少しでも苦痛が少なく過ごしていただく
> ことが大事だと思っているんです」

❸ 次に大きく伸びをして，相手側の椅子に座ってみます． まずは相手の立場に立って，なりきってみましょう． その人は，これまでどんな人生を送ってきたのでしょ う？

そしてなぜ，今，ここにいるのでしょう？ これから先，どんなことが気がかりなのでしょうか？

❹ そして，自分の位置から相手に伝えた言葉（A）を 受け止めてみます．

どんな思いが湧いてきますか？

できれば言葉にして，自分の椅子の方に向かって伝えてみましょう．

例：「エアマットを入れるというのは寝たきりになるということだから，
　　自分はもうダメなんだと感じるのが嫌で……」

⑤ もう一度大きく伸びをして，自分の椅子に戻ります．
　そして相手の思いや言葉を受け止めてみます．

⑥ どんなことに気づきましたか？
　どんな見え方の違いがあったでしょうか？

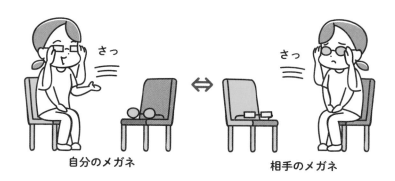

自分のメガネ　　　　　　　　相手のメガネ

併用のススメ

　気がついたことを，例えば 💊18「アサ・イー・コミュ」を活用
して，相手に伝えたり，寄り添うのもオススメです．

15
メガネ・チェンジ

☑ 相手のできていないところばかり気になる

　相手の問題や課題，できていないところなどネガティブな面が気になり，つい注目してしまうことってありませんか？

　看護師は，患者さんの痛みなどの身体的症状や障害，日常生活の中で眠れない，歩けない，食べられないなどの困りごとや心の悩みなどを包括的にキャッチして，治療やケアにつなげる大切な役割を持っています．患者さんも看護師に困りごとに気づいてもらえると，とても安心されます．しかし，私もつい家に帰ってから，子どもたちに対しても「片づけができてない！」「ちゃんと歯みがきできてない！」「しっかり食べれていない！」と問題や課題をチェックしがちで，子どもたちには嫌〜な顔をされたり，煙たがられることがたびたびありました．仕事柄，相手のできていないことなど，どちらかというと**ネガティブな側面に注目する癖がついてしまっている**からかもしれません．

意識を向ける先は

　一方で，患者さんが嬉しそうにお孫さんの話をされたり，食事を工夫して頑張って食べている様子を見て，「よかったですね！」「頑張っていますね！」と声をかけると，さらにいい笑顔になることってありませんか？

　患者さんも病気や障害などでできないことや制限が増える中で，**自分が頑張っていることや楽しみにしていることに注目してもらえると，意識がそちらに向いて，気持ちが明るくなったり癒されたり，勇気づけされたりします**．またその場を共有している私たちも，患者さんの喜ぶ様子を見て，ほっこり元気をもらえます．

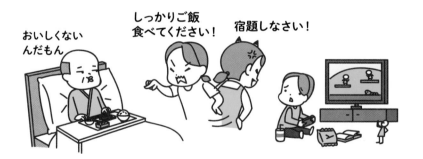

おいしくないんだもん

しっかりご飯食べてください！

宿題しなさい！

16

エエトコ・ミエール

16 エエトコ・ミエール

- 効能：気分が楽になる，ほっこりする
- 所要時間：数秒〜
- 用意するもの：なし
- 使用方法

❶ どんな小さなことでもよいので，相手のいいところ，頑張っている
　ところを見つけてみましょう．

❷ 見つけたことをⅠメッセージ（「私は〜」）で伝えると，
　お世辞や押しつけっぽくならずに伝えることができます．

> 例：「そのパジャマの色，素敵ですね！ 私その色，好きです」
> 　　「リハビリ頑張って，だいぶ動けるようになって，
> 　　私も嬉しいです」

❸ あるいは，相手が幸せ！嬉しい！と感じている小さな幸せを一緒に
　見つけて共有してみましょう．

> 例：「お孫さんが面会に来てくださったのですね！ よかったですね」

　　仕事でも普段の生活の中でも，スパイスみたいにちょっと「エ
エトコ・ミエール」を取り入れるのをオススメします．あなたも
相手もほっこり笑顔で勇気づけできたらいいですね．

後日談

　私もこのサプリを普段の子どもたちとの関わりに使ってみました．最初はちょっと照れくさかったのですが，「そっか〜，今日は部活で頑張ったんやね」「いつもきれいにお弁当食べてくれて，お母さんも作り甲斐があって嬉しいわ〜」と伝えると，「まあね」と返事は素っ気なくてもどこか嬉しそうな様子で，私自身も仕事の疲れがちょっとほぐれるのを感じました．

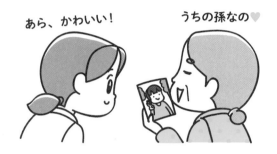

あら、かわいい！

うちの孫なの♥

16

エエトコ・ミエール

相手に非現実的なことを言われて困った

　予後の厳しい患者さんに「元気になって仕事に行きたい」など現実的には難しいことを言われて，どう返事をしたらよいかと困ったことはありませんか？

　私も60歳代のがん患者さんに，予後が週単位の状態だったにも関わらず，「仕事に復帰したい．来年の娘の結婚式にも出たい」と言われたことがありました．言葉だけでとらえたら，この患者さんは病状理解ができていない！と判断して，「いやいや，あなたはそんな状態ではないんですよ！」と説明してしまいがちです．でも実は，患者さん自身も無理なことを十分に知っていたりするのです．

大切なのは「希望」に寄り添うこと

　看取りを目前にした患者さんに限らず「希望」は，苦難の中でも生きていくための心の光でもあります．それを専門家モードで「そんなの無理です」と事実を突きつけるわけにもいかないし，かといって「絶対，大丈夫ですよ」なんて嘘をつくわけにもいかないし．どちらにしても，モヤモヤして，ストレスになりますよね．
　大切なのは，それでも「こうなったらいいな」というささやかな希望を持ち続けたいという想いに寄り添うことなんです．

こんなときに私が使っているサプリをご紹介します.

column：寄り添うということ

　私たちは，目の前に困っている人や悩んでいる人がいると，手を差し伸べて支援しようとします.電車の中で席を譲ったり，荷物を持ってあげるなど具体的に助けられることもありますが，例えば大切な人を失ってしまった悲しみや，治らない病気や障害と向き合うこと，大きな失敗をしてしまったことなど，周りもその人自身もどうにも解決できない課題のときはどうでしょうか.何かをしようとしても何もできない自分に「どうしたらいいんだろう…」と戸惑うことがあるかもしれません.

　一方で，自分がつらい体験をしているときに，そっとそばに寄り添ってくれる人がいると，とても心強く感じたことはありませんか？

　現代ホスピスの母といわれるシシリー・ソンダース博士は「Not doing, But being」という言葉を残しています.解決できない課題を抱えている人には，「何かをする」ことではなく，相手と「ともにいる」こと，寄り添うことが何より大切になります.

　「何かしてあげたい」とつい焦ることもありますが，何もできなくてもその人とその場に一緒にいること，その課題に一緒に向き合うことが大切な支援になるのです.

あなたがそばにいることが，
何よりの勇気づけです！

17

ワカル・ケア

ワカル・ケア

17

- 効能：気持ちが落ち着く，優しい気持ち
- 所要時間：いつでもすぐ
- 用意するもの：なし
- 使用方法

① 相手の気持ちを聞いたときに，すぐに評価・判断・分析せずに，まずはありのままていねいに傾聴しましょう．

② 相手の言葉を繰り返して伝えてみましょう．

> 例：「来年の娘さんの結婚式に出たいのですね」

③ 次に「あなたにとって，それはどのように大切なのですか？」「よかったら教えていただけませんか？」と尋ねてみましょう．
そのことを通して相手が大切にしてきたことや思いを語ってくれるかもしれません．

④ そして「そうなったらいいですね」「そうできればいいですね」と，そっと相手の希望を支えてみましょう．

　どんなときにも，患者さんの希望を支えることは大事なケアだと思っています．

> 専門家モードから，寄り添いモードへ，
> ちょっと切り替えて対応してみませんか？

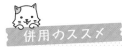

併用のススメ

💊 **13**「ヨリソエール MAX」と併用するのもオススメです.

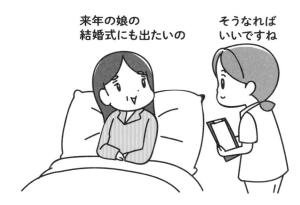

17

ワカル・ケア

異なる意見を相手に伝えたい

話し合いなどのときに，他の人の意見を聞いて「私の考えは，ちょっと違うんだけどなあ……」と思うものの，なかなか自分の意見や考えを伝えにくいときってありませんか？ 場の雰囲気や，相手の立場や職種によっては，さらに言いにくいことがあるかもしれません.

がんがあり，病状の厳しい一人暮らしのAさんが，症状が安定している間に大事なペットに会うために何とか自宅に帰りたいと看護師に話してくれたことがありました.

Aさんは家族もいないし，この状態で家に帰るのは無理だな. 転院させよう

でも（BUT）先生，Aさんはぜひ家に帰りたいと言っているんですが……

そんなこと，できるわけないだろう！君が責任とれるのかね？

それは……

言いたいことを気分よく伝えたい

　私もこれまで，うまく伝えられなくて心の中にモヤモヤが残ったり，勇気を出して伝えたとしても相手に嫌な顔をされたことで，「やっぱり言わなきゃよかった（+_+)」と嫌な気分になり，後悔したことがたくさんありました．

　言いたいことを我慢するのでもなく，相手と言い合いするのでもなく，お互いが不愉快な思いをせず，よりよいコミュニケーションをとるには，ちょっとしたコツが役に立ちます．

column：Iメッセージで伝えよう！

　アサーティブ（Assertive）は英語で「自己主張する」という意味ですが，自分の意見や要求を押し通すことではなく，自分も大切にしつつ，適切に相手を尊重した自己表現を行うことです．つまり，言いたいことを我慢するのでもなく，嫌みな言い方や責めるような言い方で相手を傷つけるのでもなく，自分の言いたいことを相手に配慮して伝える言い方が，アサーティブなコミュニケーションになります．そうすると自分も意見が伝えやすいだけでなく，相手も意見を言いやすくなります．

　実践的には，「私は……」という言葉を会話の始めか後につけると「Iメッセージ」になり，伝えたい内容をそのまま言うよりも相手への伝わり方の印象が変わります．例えば，「〇〇してほしい」と何か要望を伝えいたい時に「私は……」をつけると，相手に強制するような印象を与えずに自分の思いを伝えることができます．ぜひチャレンジしてみてください．

アサ・イーコミュ **18**

- ◎ 効能：気分スッキリ
- ◎ 所要時間：数秒〜
- ◎ 用意するもの：なし
- ◎ 使用方法

❶ 相手の言葉を反復しましょう.

コミュニケーションをし続けるために，そして自分自身もいったん冷静になるために，まずは相手の意見をありのまま反復します.

> 例：「なるほど，先生は，あの患者さんが自宅に帰るのは難しいとお考えなのですね」

❷ 「AND」＋「私は（Ｉメッセージ）」で自分の意見を伝えてみましょう.

「そして（AND）私は……」という言葉をつけると，相手を否定せず，あくまでも「私の意見」として伝えることができます.

> 例：「そして私は，一度，ご自宅に退院できるように調整できればと考えています」

❸ 自分の意見の根拠を伝えましょう.

次に「なぜなら……」で，自分の考えの理由を伝えてみます.

とくに患者さんの言葉や様子など「実際にあったこと，言ったこと」を伝えると，相手に誤解を招かずに伝わりやすくなります.

> 例：「なぜなら，○○さんは，大事にしているペットに『死ぬ前にもう一度会いたい』と話していたからです」

相手の意見を尊重する伝え方

　会話の中の「でも，しかし（BUT）」を，「そして（AND）」に換えることで，相手の意見も尊重しつつ，相手と異なる意見を伝えやすくなります．「でも（BUT）」は相手の意見を否定することになり，話し合いをうまく進めていけません．

　また相手の言葉を反復しちょっと冷静になることで，例えば「独居では何かあったときに患者自身が困るかもしれない」など，相手なりの肯定的な理由に気づくことができます．

　私も初めのころは，普段の会話で「そして（AND）」を使うのが不自然な感じがしていましたが，何度か言葉にしていると，だんだんと言い慣れて，自然に使えるようになりました．

> あな方もちょっと勇気を出して，「そして（AND）」
> で自分の意見を伝えてみませんか？

18

アサ・イーコミュ

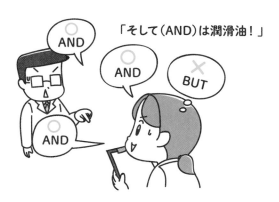

「そして（AND）は潤滑油！」

何度説明しても相手に分かってもらえない

　一生懸命に相手に伝えているのに分かってもらえないときって，ちょっとショックで気持ちが凹んだり，ときに腹立たしく感じてしまうことはありませんか？

　私も病棟勤務のころ，絶対安静の患者さんに「トイレに行くとき，勝手に動かないでくださいね．ナースコール，必ず押してくださいね！ 転倒したら困るでしょ？ 骨折でもしたら，退院延期になってしまいますよ」と，一生懸命しつこいくらいに説明していました．患者さんは「うん，うん，分かった」とそのときは返事してくれていたのですが，その後，自分一人で動いて転倒してしまいました．それを知ったときは，「え～？ だって『分かった』って言ってたのに……」とショックを受け，さらに主治医や先輩からは「ちゃんと説明したの？」と怒られて，心の中では「あんなに説明したのに……」と気持ちが落ち込んだことがありました．

「伝えたいこと」を伝えるコツ

　私たちには日ごろから，視覚，聴覚，触覚などの五感を通して，実に様々な種類の多くの情報が入ってきます．それをすべて受け止めると脳もパニックになるので，その中で**自分の関心があることや気になることなどのほんの一部を，自分の都合に合わせて取り入れています**．なのでこちらが「伝えていること」「説明したこと」が，必ずしも相手にその通りに「理解した」「受け止めた」ことにはならないのです．病状説明でも，医療者側が説明したことと，患者さんやご家族が理解していることが違っていることもありますよね．

　そのため，自分が伝えたいことを，相手に伝わるように伝えるには，相手が受け止めやすいような形でちょっと工夫して送り出すのが，うまく伝えるコツなのです．

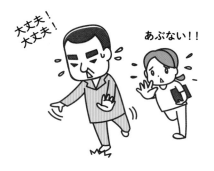

大丈夫！大丈夫！

あぶない！！

19

ツタワル・マジック

19 ツタワル・マジック

○ **効能：自信が持てる**
○ **所要時間：数秒〜**
○ **用意するもの：なし**
○ **使用方法**

❶ タイミングをみましょう.
相手の心の状態は？ 今が伝えるタイミングかどうかを検討します.
ほかのことが気になっているときは避けて，ちょっと気持
ちの余裕がありそうなときや，伝えたい内容に関心が向い
たときをオススメします.

> 例：ベッド上安静について患者さんに伝えたいとき
> 　　患者「妻の調子が悪くて，今日は見舞いに来れない
> 　　　　　らしい……」 →避ける
> 　　患者「いつまで寝てなきゃいけないのかなあ……」 →チャンス！

❷ キーワードをキャッチしましょう.
2-1：伝えたいことを先に話す前に，まず相手の考えや
　　　思いをたずねてみましょう.
　　　「これについてどう思いますか？」
　　　「どんなふうに考えていますか？」

> 例：看護師「先生から，ベッド上安静って言われているけど，
> 　　　　　　○○さんはどう思いますか？」
> 　　看護師「自由にトイレに行ったりできないことを，
> 　　　　　　どんなふうに考えていますか？」

2-2：会話の中から，相手のキーワードや関心事をキャッチしましょう.

> 例：患者「でも，じっと動かないのは体に悪いだろう？」

2-3：キャッチしたキーワードや考えを使って，相手の話すペースに
　　　合わせながら，伝えたいことを話してみましょう.

> 例：看護師「なるほど，動かないと体によくないって思っているん
> 　　　　　ですね. 体にいいことをしたいんですね.
> 　　　　　そして，今の○○さんにとって，体にいいことは……」

❸ イメージを助けましょう.
　同じようなケースを紹介して，相手に具体的にイメージしやすいように
伝えてみましょう.

> 例：看護師「同じような患者さんは，2，3日くらいで動けるように
> 　　　　　なっていましたよ. その間は，ベッド上でできるリハビリ
> 　　　　　をしていましたよ」

　例えば，知らない相手とキャッチボールするとき，先に相手に
投げてもらった方がこちらも投げ方を工夫することができますよ
ね. こちらから自分のペースでいきなり投げるのではなく，まず
は相手の方から投げてもらう. それをまた相手が受け止めやす
いように投げてみる……こんなイメージでチャレンジしてみませ
んか？

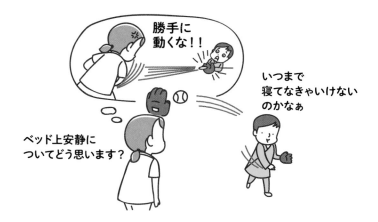

ツタワル・マジック

19

☑ 苦手な人，嫌いな人がいる

　あなたにとって苦手だったり，嫌いだなと感じるタイプの人っていませんか？

　私にも，どうにも苦手で合わないと思う人や，過去にイジメにあって，できれば顔を合わせたくない人もいます．仕事の面では尊敬していても，性格や行動は苦手なタイプで，仕事以外ではあまり関わりたくないな……なんて人もいます．そんな人たちとある程度距離を取ることができればいいのですが，同じエリアで働いていたり，会議や会合で一緒のときなど，ときにそれが難しい場合があります．「え〜，あの人もいるんだ……」とテンションが下がってしまうこともありました．

2：6：2の法則

　人間関係には「2：6：2の法則」という相性の分布があります（図）．例えば自分の周りに10人いたら，2人は苦手な人，もう2人は相性の合う人，そして残りの6人はどちらでもない人ということです．確かに苦手な人もいれば，一方では初対面でもすぐ意気投合できる人や，顔を見ただけでも元気がもらえる人もいますよね．あなたの場合はいかがですか？

　また，自分に対しても苦手意識を持つ人もいれば，好意的に感じてくれる人もいます．つまり，**苦手な人が2割くらいいてもいいし，自分もすべての人に好かれなくてもいい**ということなのです．無理をしたり，我慢をするのでもなく，かといって苦手な人たちを無視したり存在を否定するのでもなく対応できるようになると，とても気持ちが楽になります．

苦手な人	どちらでもない人	相性の合う人
2	6	2

みんなに「嫌われないように」って頑張らなくても，
あなたはあなたのままで大丈夫だよ！

20 ニガテ・リミット

◎ **効能**：気持ちが落ち着く

◎ **所要時間**：1〜2分

◎ **用意するもの**：なし

◎ **使用方法**

❶ もし苦手な人や嫌いな人に出会ったら，心の中で「苦手の2割の人だなあ」とつぶやいてみましょう．

❷ 次に，その人ができているところや頑張っているところを見つけてみましょう．

> 例：職場には休まずにきているなあ
> 一応，あいさつはしているなあ
> 服装や身なりはきっちりしているなあ
> 決められた仕事は最低限やっているなあ
> 文字はきれいに書いてるなあ
> ある人には親身になって対応していることもあるんだなあ
> ……など

❸ その後は，ほかの人と同じように会釈や挨拶をしたり，話しかけたりしてみましょう．

　自分の気持ちをありのまま受け止めて，次に価値観の違うその人なりに周囲に貢献しているところを見つけると，一緒にいても相手と関わるハードルがちょっと低くなるかもしれません．

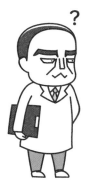

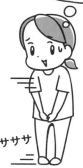

サササ

column：2：6：2の法則

　松下幸之助は『事業は人なり』[7)] の中で，例えば10人の人がいたとすると，そのうち2人は同じ志を持っていて，6人は普通で，後の2人は自分の意思に反する人だが，それが世間でも一般的な姿であり，それでも仕事は十分にやっていけると述べています．

　確かに，気の合ういい人ばかりで仕事ができたらいいのに……と思うこともありますが，現実にはそうはいかないのがほとんどです．また，よほどでない限り，全員が苦手な人たちばかりということもありません．第一印象がイマイチの人でも，実際に話をしたり一緒に仕事をすると，お互いとっても意気投合できる仲になれる人もいます．

　好きな人も，苦手な人も，どちらでもない人もいる．世の中そういうものだ，と思うだけでも，ちょっと気持ちが楽になりました．

腹が立って，イライラしている

　世間では「白衣の天使」と言われても，看護師も人間です．例え相手が患者さんやご家族，ほかの医療者や上司であっても，ときにイライラしたり，怒りを感じたり，場合によってはキレてしまいそうになることってありませんか？

　私がまだ在宅医療に関わり始めたころ，退院前カンファレンスに行くときに，うちのスタッフから「師長，また病院に『怒鳴り込み』に行くんですね！」と言われたことがありました．家に帰りたい，自宅で普通の暮らしをしたいと願うがん患者さんに対して，病院の主治医やスタッフが「こんな状態では，家に帰れないだろう」とか「この家族には介護は無理」と言われると，「なんで在宅医療のことを十分知らない病院スタッフが，勝手なことを言うの！」「あなたたちが決めることじゃないでしょ！」と怒っていたからです．もちろん，直接相手にそのようには言いませんでしたが，「ほんとに，もうっ!!」みたいなオーラは出ていたかもしれません．

怒りの特徴

「怒り」という感情には 2 つの特徴があります．

一つ目は，「怒り」という反応は一次感情と二次感情からできていて，**イライラしたり怒ったりという「二次感情」の背景には，寂しい，悔しい，悲しい，怖い，不安だ，心配だ，疲れている……といった，本来相手に伝えたかった「一次感情」があ**るということです．

そしてもう一つの特徴は，**「怒りは出し入れできる」**ということです．例えば私の場合，疲れて家に帰ると，つい子どもたちに「何度，言ったら分かるの！」「さっさと手伝いなさい！」と低い声で怒鳴っていたことがありましたが，よそから電話がかかってくると，「はい，もしもし．あら，〇〇さん♪」と何事もなかったかのようにいつもの声色で対応できていました．みなさんも同じような経験はありませんか？

一次感情を大切に

「怒っちゃいけない！」と我慢しても，一次感情があるので心の中のモヤモヤは晴れません．かといって，そのまま相手に怒り（二次感情）を向けると人間関係に悪影響を及ぼします．そして怒りはパワーも使うので，自分も心身ともに消耗してしまいます．

「実は，もっと相手に分かってもらいたかったんだ……」と**あなたが大切にしたいホントの気持ち（一次感情）に気がつくだけでも，ずいぶんと気持ちが落ち着きます**．

まずはサプリで，
あなたのホントの気持ちを大切にしてみませんか？

21

イラット・ストッパ

21 イラット・ストッパ

- ◎ **効能：気持ちが落ち着く**
- ◎ **所要時間：1〜2分**
- ◎ **用意するもの：メモ，ペン（なくてもよい）**
- ◎ **使用方法**

❶ まずは素直に怒りの感情を，安全な場で言葉にしてみます．
言葉にしにくいときは，メモに書いてもいいかもしれません.

> 例：あ〜腹立つ！
> ひどい！最低！
> 大嫌い！
> 一体，どういうこと？？　など

❷ 次に，一度呼吸を整えてみましょう．そして改めて「どうして
こんなに腹が立つのか？」と怒りの目的を思い出してみます.

> 例：なぜならホントは
> 「もっと患者さんの希望を支えてほしい」（A）のに，
> 「それをくじくような対応をされて悔しい」（B）気持ち
> になっている

❸ そして，「そうだよね！」と自分の気持ちに OK を出してあげましょう.

> 例：なるほど，確かにそれは怒りたくもなるよね．イライラするよね！
> だって，そこは大切にしたいところだものね！

❹ もし相手に自分の気持ちを伝えるとしたら「私は（I メッセージ）（A）
＋一次感情（B）」で伝えます.

> 例：私は（A）患者さんの希望を支えることを大切にしたい
> のですが，
> （B）このたびの対応はとても悔しくて，残念です.

　意見や価値観の異なる相手と敵対するのではなく，お互いの気持ちや考えを大切にし合えるようになれたらいいですね．

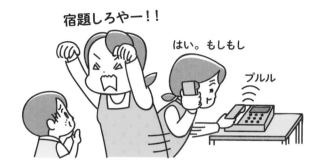

21

イラット・ストッパ

指導や注意をしても
言うことを聞いてもらえない

いくら相手に指導や注意をしても，言うことを聞いてもらえず困ったことってありませんか？

私も子育て中，忘れ物が多い息子に「学校に行く前に，持っていくものを確認した？」「忘れ物はない？」と何度も声をかけていました．ところが出かけた後に机の上をみたら弁当箱と宿題のプリントが……．「もう！ いい加減にして！」と毎回ブチっと切れそうになっていました．さらに学校の先生からも電話がかかってきて忘れ物が多いことを注意され，親としてどうしたらよいのかと悩むこともありました．

「馬を水辺に連れていくことはできても，水を飲ませることはできない」というイギリスのことわざがあります．親や専門家としての提案やアドバイスをしても，それを実行するかどうかは相手の問題なのです．でもそんなとき，どのように対応したらよいのでしょうか．

これは誰の課題？

アドラー心理学の中で「課題の分離」という考え方があります．それぞれの課題と目標を明確にするということで，「これは

あなたの課題だから私には関係ないわ！」みたいに冷たく切り離すということではありません．**その課題について「そのことで，最終的に誰が責任を取るのか」を明確にします**．

　対人関係のトラブルは，他者の課題に土足で踏み込むこと，踏み込まれることから起こります．相手の課題に踏み込むと，踏み込んだ側は自分ではどうにもできないことでイライラするし，踏み込まれた側は余計なお世話だと感じ，お互いの関係にも悪影響を及ぼします．**相手の課題である場合には土足で踏み込まないようにして，共通の課題であれば，そこを一緒に考えるようにします**．

　例えば私の場合，忘れ物をして困るのは息子なので，それは**「彼の課題」**．そして，お腹が空くだろうと心配になるのは親としての**「私の課題」**，どうすればお弁当を無駄にしないかについては**「共通の課題」**になります．

　「誰の課題なのか？」を整理すると，「余計なおせっかい」でストレスに感じていたことが軽減したり，それぞれの課題について具体的に前向きに考えられるようになりました．

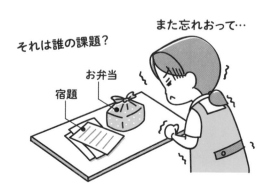

また忘れおって…

それは誰の課題？

お弁当

宿題

㉒

課題ブロック

22 課題ブロック

- ⊘ **効能：なるほど納得**
- ⊘ **所要時間：数秒〜**
- ⊘ **用意するもの：なし**
- ⊘ **使用方法**

❶ 注意したり言うことを聞いてもらえないときに，「このままだったら，誰がどうなる？」と考えてみましょう．
それは誰の課題？ そのままだったら誰が最終的に責任を取るのでしょうか？

> 例：お弁当がなくてお腹が空くのは息子

❷ 次に，「自分の役割は？」「自分にできることは何？」と問いかけてみましょう．

> 例：声をかける
> 　　見守る
> 　　すぐに対応できるようにする　など

❸ 相手に自分の気持ちを伝えたいときは，Ｉメッセージ（私は〜）で伝えてみましょう．

> 例：「お母さんはお昼にお腹が空いて困るんじゃないかと
> 　　心配だわ」

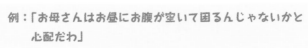

　　私は初めて「課題の分離」について知ったとき，ショックに近いくらいの衝撃を受けました．私が悩んでいるのは誰の課題なんだろう？ 宿題をしなくて困るのは，私じゃなく子ども自身だよね……．

　課題の分離は，自分や相手をお互いに大切にして，勇気づけすることができます.

　「誰の課題なのか？」を整理すると，相手への期待と現実とのギャップでストレスに感じていたことが，少し距離感をもって見つめ直すことができました.

> まずは，それが誰の課題なのかをちょっと整理して，スッキリしてみませんか？

column：相手の課題への対処法

　痛みがあるのに医療用麻薬に対して抵抗感があり，なかなかお薬を飲んでくれない患者さんがいて困ることがあります. しつこく言いすぎると，うっとうしく思われて信頼関係を崩してしまうし，逆に「薬を飲まなくて痛いのはあなただから，私には関係ない」と冷たく突き放すわけにもいかず，素直にこちらの言うことをきいてくれたらいいのに……と思うことがしばしばありました. そんなときは，どのように対処したらいいのでしょうか？

　ポイントは，「共感，理解，提案」だと言われています. 例えば，薬を飲まない患者さんには「薬を飲みたくないんですね（共感）. なるほど，○○だから薬が嫌なのですね（理解）. 私たちはこの薬を使うことで，あなたの痛みが和らいで楽に過ごせるのではないかと思っています. 必要なときは，いつでも声をかけてくださいね（提案）」という流れになります. いったん相手を共感的に理解して受け止めると，こちらの提案にも耳を傾けてくれて，その提案も踏まえて相手自身が意思決定をすることができます.

22
課題ブロック

「仕事や生活，楽しめていますか？」

- ☑ 仕事を頑張り続けたい
- ☑ 職場の雰囲気をよくしたい
- ☑ 不安や焦りがある
- ☑ どうしたらいいかアイデアが浮かばない
- ☑ 無理！難しい！だけど何とかしなくちゃいけない
- ☑ 仕事に行きたくない気分
- ☑ 部下，スタッフをうまく育てたい
- ☑ タスクが山積みで余裕がない
- ☑ 気持ちが落ち込んでいる人に対応したい
- ☑ 頑張りすぎで，ストレスを抱えている人に
  声をかけたい

☑ 仕事を頑張り続けたい

　どんな仕事も決して楽なものではないけれども，それでもこの仕事をしていてよかったと思えたり，これからも頑張りたいなと思うときってありませんか？

　私が看護師として「この仕事していてよかった〜」と思える瞬間がいくつかあります．

　患者さんの不安そうな表情がふっと緩んで笑顔になったり，マッサージやケアをしていたらウトウトと気持ちよさそうに眠っていたり，大切な思いを話してくださったり．「あなたに会えてよかった」と言っていただけるのは，本当に嬉しいことです．気持ちが疲れているときは，癒し系の患者さんのところに顔を見に行くこともあります．そんなとき改めて，私がこの仕事を続けていられるのは，患者さんやご家族から勇気づけられたり，元気をもらえているからだなあと実感します．

　逆に，仕事の 8 割はできていても，残りの 2 割ができていないことが気になったり，「これぐらいできて当然，当たり前」と自分自身に厳しくしていると，ちょっと気持ちが疲れてきてしまうこともあります．

自己満足でもいい

　アドラー心理学の中で, **「幸せの3条件」とは, 自己受容, 他者信頼, 貢献感**と言われています. 私が看護師として「役に立ててよかった」と貢献感を感じられることは, 幸せでもあり頑張り続けるために大事なエネルギーの一つです.

　患者さんから「ありがとう」と言ってもらえるともちろん嬉しいですが, そのために仕事をするのではなく, 感謝されようがされまいが, **仕事を通して貢献できていると, まず自分が感じられることが大切**です. つまり「自己満足」でいいのです.

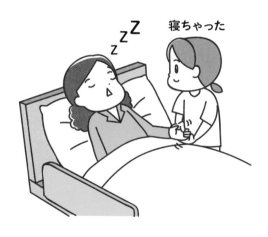

寝ちゃった

23 セルフ・イーネ

23 # セルフ・イーネ

- 効能：自信が持てる
- 所要時間：1分以内
- 用意するもの：なし
- 使用方法

❶ 1日の中でいろいろな人との関わりや出来事のうち1つでもよいので，役に立てたことを思い出してみましょう．
思いついたときでもよいですし，その日の仕事終わりや寝る前などもオススメです．

> 例：患者さんやほかのスタッフから「ありがとう」と言われた
> 相手がちょっと笑顔になった，ホッとした様子になった
> 大変だったけど最後までやり切った
> 勇気を出して，思い切って声をかけてみた
> 休まずに仕事に行った
> 時間内に仕事ができた
> 無事に仕事が終わった　など

❷ 思い出したら，自分に「今日も役立ててよかったね」「よく頑張ったね」と自分の肩をポンポンと叩いたり，頭をなでたり，ハグしながら，自分に「いいね！」とつぶやいてみましょう．

> 1日の終わりに「今日もいろいろあったけど，私はよく頑張った！」と自分にOKを出して，貢献感を自己チャージしてみませんか？

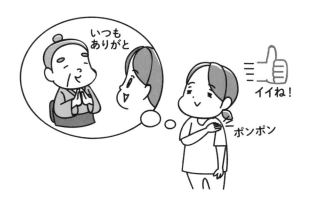

column：存在そのものが誰かに貢献

　貢献というと，何か具体的に行動して誰かの役に立つことだと考えるかもしれません．そこで「自分は役に立たない」「何もできない」と思うと，気持ちがへこんでしまいがちです．でも実は，あなたがいること，生きていることで，誰かの役に立っている．あなたの存在そのものが，誰かに貢献し勇気づけているのです．

　例えば，生まれたての赤ちゃんは自分では何もできません．でも赤ちゃんの存在は人を親にし，周りに喜びや幸せを与えてくれます．私も子どもの寝顔を見ると，「大変だけど頑張ろう」と何度も勇気づけられました．

　患者さんもよく，「何もできないので生きていてもしょうがない」と言います．自分の思うように動けず，誰かの世話になることはつらい体験です．そんなとき私は，「あなたに出会えたことで私たちが学ぶことができ，他の患者さんにも学びを活かすことができます」と，出会えて嬉しいことを伝えています．誰もがそこにいるだけで，誰かに貢献しているのです．

23

セルフ・イーネ

職場の雰囲気をよくし たい

職場でも空気感（雰囲気）のいいときと，なんだかよくないときってありませんか？

一体，何が違うのでしょうか？

医療の現場は命を扱うので，緊張感を伴うことも多くあります．同じ緊張感でも，ピリピリとして居心地の悪いこともあれば，みんながしっかり意識を集中させ一致団結して取り組もうとしているときとでは，雰囲気がまったく違います．

私が，緊張感が強くピリピリとした雰囲気を感じる病棟にいたとき，いつも穏やかでにこやかな先輩がメンバーにいると，なんだかホッとして仕事がしやすかったことを覚えています．上司やチームのメンバーが変わるだけでも，チーム内の雰囲気がガラッと変わることも多いですよね．

空気感があまりよくないときは，暗黙の了解で「これはできて当たり前」「こういう結果を出して当然」といった雰囲気が漂っていて，コミュニケーションもギスギスしがちです．そのことによってヒヤリ・ハットやミスも起きやすいと言われています．

「当たり前」の反対語

ところで「当たり前」の反対語って知っていますか？ それは「ありがとう」なんです.

ありがとうの語源は「有り難し」と言われています. 以前, 派手にコケて足を怪我したことがありました. 普段は自由に歩けることが「当たり前」で意識もしなかったのですが, 自分の足で歩けることがどれだけ「ありがたい」かを実感しました.

いつも朝一番に職場に来て仕事の準備をしてくれるスタッフが休んだときに, 仕事がスムーズに始められずに困ったことがありました. いつの間にか職場の中でも, なんとなく「その仕事はその人の役割」としてとらえていたことに気づき, 反省しました.

　普段「当たり前！」と感じていることを, 意識して「ありがとう」と言葉にして伝えることで, 雰囲気がちょっと変わります. 空気感がよくなると, コミュニケーションがスムーズに取れ, ミスが早めに予防できたり, お互いを確認しながら協力できるので, 効率的・効果的に仕事が進められます. また, そんな空気感であれば, 患者さんやご家族にも, 安心感や信頼感をもっていただきやすくなり, 私たちもより気持ちよく, 仕事がしやすくなりますよね.

24 強力エア・ケア

24 # 強力エア・ケア

- 効能：ワクワク
- 所要時間：数秒〜
- 用意するもの：なし
- 使用方法

ステップ1 **さらっと「ありがとう」**

まずは1日1回から，意識的に始めてみましょう．
慣れたら，できるだけたくさん，いろんなところで意識
的に声をかけてみましょう．

> 例：病棟のスタッフ，主治医，薬剤師，給食のスタッフ，
> 事務員，ボランティア，コンビニのレジの店員，
> バスの運転手，駅員，警備員，トイレ清掃員など

ステップ2 **しっかり「ありがとう！」**

ちらっと相手と目線を合わせて，自然な笑顔で，無理のない明るさで
声をかけてみましょう．

ステップ3 **貢献感プラス「ありがとう」**

「○○してくれて，とても助かったよ．ありがとう！」と，
相手の具体的な行為を添えて伝えてみましょう．

> 例：いつもきれいに掃除をしてくれて，とても助かっています！
> ありがとう！

想像してみてください.

職場の中で「ありがとう」「助かったよ」「よろしくね」「任せて!」とお互い気軽に言い合えたら,お互いにどんなに働きやすいでしょうか.

ありがとうのパワーをぜひ試してみてくださいね!

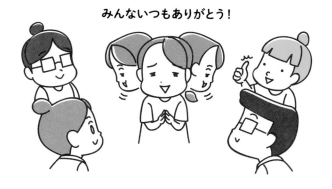

みんないつもありがとう!

column：笑顔の魔法

笑顔を見ると親近感が持てたり,安心できたり,その場の緊張感が和らぐなど,笑顔も周りの空気感をよくします.脳も笑顔をキャッチすると「敵ではない」と判断するそうです.私の父はとても頑固で厳しい人でしたが,子どものころによく「笑顔は大事だ.昔,丁稚奉公に行くときに夜汽車の窓で笑顔の練習をしたんだ」と何度も話してくれました.それを聞いて,私も小さなころからできるだけ笑顔でいることを心がけていました.

笑顔は人と人とをつなぐ最強ツールかもしれません.でも,ときには気持ちの上でなかなか笑顔になれないときもあります.あまり無理をする必要はありませんが,ちょっと意識して口角をあげて「にこっ」とするだけでも,雰囲気が変わります.笑顔の魔法をぜひ試してみてください.

問診 3　仕事や生活，楽しめていますか？

 不安や焦りがある

　思うように仕事や作業が進まず，不安になり焦ってしまうことってありませんか？

　数年前，専門看護師の 5 年目の更新手続きを行うとき，仕事の合間に書類を整理したりレポートを書いたりしていたものの，締め切り間近でもなかなか仕上がらず焦っていたことがありました．もうその日に提出しないと，更新手続きが間に合わないというときに，患者さんが急変して対応しなければならなくなりました．私の頭に浮かんだのは，書類が間に合わなくて専門看護師の資格を失った自分の姿でした．そのとたん動悸（どうき）と冷汗が出て，頭が真っ白になり，時間が限られているにも関わらず，何も手をつけられなくなったことを覚えています．

イメージコントロール

　不安や焦りは，「もしこれがうまくいかなかったら……」「これが失敗してしまったら……」と，望ましくない未来の状況をイメージしたときに湧き起こってきます．例えば私の場合，電車に乗り遅れそうになったときに，一瞬，職場で頭を下げて謝っている自分をイメージして「ヤバい！」と焦ってしまいます．**「失敗しちゃいけない」「周りに迷惑をかけちゃいけない」**と，望ましくない

未来を避けたいと思うのですが，その状況をイメージするとさらに不安や焦りが強くなってしまうのです．場合によっては，取り組むことをあきらめてしまうこともあるかもしれません．

　そんなときほど，**望ましい未来を描けると，ちょっと冷静になることができたり，目の前のことに集中することができる**ようになります．頭のイメージはコントロールしにくいのですが，言葉を意識して変えると，不思議と脳が影響されて望ましいイメージを描きやすくなります．

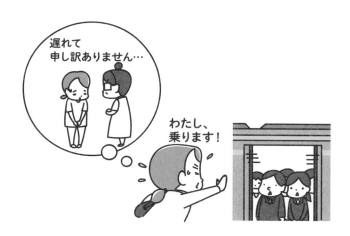

25 エール活性

- 効能：やる気復活
- 所要時間：数秒〜
- 用意するもの：なし
- 使用方法

❶ 焦ったり不安に感じたときに，対処方法が浮かばなかったとしても，
「大丈夫，大丈夫！」
「できる！できる！」
「何とかなる，何とかなる！」
とつぶやいてみましょう．

❷ 言葉をくり返しながら，うまくいったときの状況を
思い浮かべてみましょう．
少し気持ちが落ち着いてきて，今の状況を俯瞰
できたり，別の対策が見えてくるかもしれません．

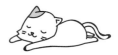

　私もこのサプリで，何とかあきらめずに超ギリギリで更新手続きの書類を提出することができました．焦ったときの脱出方法を身につけておくと，とても心強いですよ．

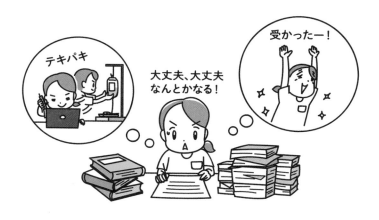

column：いい加減が良い加減

　私は以前，旅行などで出かけるときは，必ず事前に細かく調べてスケジュールをきちんと決めておかないと不安になる性格でした．でも，完璧に準備しておいても予想外の動きやトラブルがあると，焦って頭が真っ白になってしまうこともありました．

　未来に何が起こるかは，誰も正確には予測できません．まさに「人間万事塞翁が馬」です．準備をしっかりしていても，思うようにいかないこともあります．かといって楽観的になるのは，私にはかなりの勇気が必要でした．

　そんなときに出会った言葉が「いい加減が良い加減」．肩の力を抜いて，ほんの少しでもいいから自分や未来を信じて行動すると，何もしないより明らかに何かが変化します．その変化の気づきから，また一歩進んでいけばいいのです．何が起こったとしても，どんな結果が出たとしても，必ずそこからの学びや気づきが，成長につながる．そう思えるようになると，「いい加減」の勇気が持てるようになりました．

エール活性

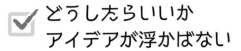

どうしたらいいか
アイデアが浮かばない

　物事がうまく進まなくて，どうしたらいいかと困ってしまうときってありませんか？

　病院から急な依頼でがん患者さんが自宅で過ごしたいと希望があったとき，タイミングを逃さずすぐに対応しようとするのですが，そういうときに限ってケアマネジャーや訪問看護ステーションさんに「ごめんなさい．件数が手一杯で忙しいので，新規患者さんを引き受けられないわ」と断られ，担当していただけるところが見つからなくて困ることがあります．またスタッフが急な休みをとり，人員が減った中で，訪問看護や会議などの1日のスケジュール調整をどうしようかと悩むこともあります．ヘトヘトに疲れていると晩ご飯のおかずのメニューさえ思いつかなくて，そんな日常の何気ないことでも「あ〜どうしよう，何にもない……」と途方に暮れるような気分になることもありました．

脳は言葉に釣られてしまう

実は，ヒトの脳の動きは「言葉」によって，検索行動が左右されます．

そして，困ったり悩んでいるときほど，つい視野が狭くなりがちです．例えば「頼める人が**いない**」「スケジュールが組め**ない**」「メニューが思いつか**ない**」など，**「ない」と言葉に出していると，頭の中も「ない」ことをずっと考え，検索してしまいます**．だからなかなかアイデアが出てきにくいのです．

そこで，**つぶやく言葉をわざと「ない」から「ある」に変換します**．すると脳は「ある」「ある」と検索し始めるので，アイデアや対処方法が思いつきやすくなるのです．

気軽にチャレンジ

私も始めは「え～，ほんと？？」と疑っていましたが，言葉を変えるだけなら，ある意味，自分や周りにとっても害もないので，気軽に取り入れてみました．

例えば晩御飯のメニューでも「何にもない」「思いつかない」から「なんかあるよな，何かあるはず，何かある，ある」とつぶやくと，「あ，そういえば，冷凍ギョーザがあった！」「残り野菜でスープを作れば，早いし，安いし」と思い浮かびました．

アイデアが煮詰まったときは「きっといいアイデア，ある，ある」とちょっと立ち上がってうろうろしながらつぶやいていると（はたから見たら怪しいですが…），「あ，そうか，こうすればいいんだ！」とふっとアイデアが浮かんでくることもありました．

あなたもぜひ，「あるある習慣」を始めてみませんか？

26
あるある習慣

あるある習慣

- **効能：気分スッキリ**
- **所要時間：数秒〜**
- **用意するもの：なし**
- **使用方法**

❶ 困ったときに「ない，ない」を「ある，ある」に置き換えて言葉にしてみましょう．

> 例：「頼める人がいない」→「誰かきっと，いる！いる！」
> 「スケジュールが組めない」→「何とかできる！できる！」
> 「思いつかない」→「アイデア，何かある！ある！」

❷ また，言葉にしてつぶやくことで，周りの人がヒントを提供してくれたり，協力してくれるという効果もあります！

　「大事な書類が見つからない」「鍵がない」ときも「どこかにある！」と「あるある」で探すと，見つかりやすくなります．

　実は，いわゆる引き寄せ効果の仕組みとも同じなので，「運が悪い」「彼氏がいない」ではなく「私は運がいい！」「素敵な彼氏がきっといる！」とつぶやくのをオススメします．

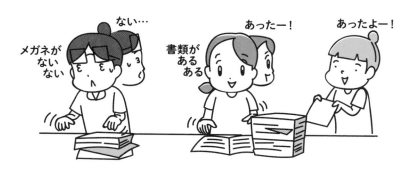

column：脳は言葉にだまされる？

　例えば，「昨日の夕食を思い出さないでください」と言われたとき，あなたの頭の中には何が浮かびますか？

　「思い出さないで」と言われていても，頭の中では「昨夜の夕食は何だったっけ？」と探し始めて，その映像が思い浮かんでいることと思います．面白い現象ですよね．

　頭の中の「思考」は「言葉」で成り立っているので，言葉の影響を受けやすく，「〜するな」と言われても，指示の部分よりもメインの言葉を拾って考えてしまいます．「慌てないで！」と言われても，慌てている姿をイメージしてしまうのです．

　引き寄せの法則で言われているのは，「するな」「しない」「ない」という言葉を使わずに，どうなればよいと思っているのか，望んでいることを言葉にすることです[8]．例えば「慌てないで！」は「落ち着いて！」，「遅刻しないで！」は「ゆとりをもって時間までに来て！」になります．確かに私も，仕事で先輩から「慌てないで！」と言われて，かえって焦って慌てて結局失敗して……なんてこともありました．声をかけるときの言葉の使い方も，ちょっと工夫できるといいですね．

26
あるある習慣

問診 3　仕事や生活，楽しめていますか？

 無理！難しい！
だけど何とかしなくちゃいけない

　自分の「好き，得意」ではなく，「嫌い，苦手」なことでも，頑張ってやらなければいけないときってありますよね．

　私は，どちらかというと「ぶっつけ本番」タイプで，物事をコツコツとていねいに早めに準備して取り組むのが苦手です．とくに試験の準備とか専門看護師の資格の更新手続きなどでは，いつもぎりぎりになって困ることがありました．国家試験のときも，これが受からないと看護師になれないと分かっていても，どうもコツコツと勉強を進めていくことができなかったり，資格更新手続きも書類やレポートを早めから準備すればよいのに，なかなか手がつけられず，冷汗が出るくらい焦ってしまったこともありました．新学期に子どもたちの学校から「手縫いの雑巾」を持ってくるようにと言われたときも，縫物が苦手な私は，「なんで手作りでないとだめなの！ コンビニでも売ってるのに．忙しいのに無理！」と投げ出したくなるようなときもありました．

苦手意識との向き合い方

　自分が「嫌い，苦手」なことを，それを「好き，得意」な人にお願いできればいいのですが，自信がなくても，余裕がなくても，自分が責任をもってやらなければならないことだと，そういうわけにもいかないですよね．

　でも一方では，それをやり切ると「やればできる！」「責任を果たせた！」と達成感が持てたり，新たな自信につながることもあります．「苦労は買ってでもしろ」という言葉もありますが，苦手なことへのチャレンジは，自分の成長や気づきの機会にもなりますよね．

　そんなときに，自分のモチベーション・アップをサポートしてくれるのがこのサプリです．

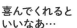

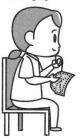

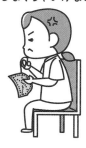

27 でもEX

- 効能：やる気復活
- 所要時間：3〜5分
- 用意するもの：紙，ノートまたはメモ
- 使用方法

❶ 紙かノートに，今，抱えている課題について
「〇〇は難しい！ できない！」と書きだしてみましょう.

> 例：試験準備ができない！ 難しい！ 時間がない！
> 頭に入らない！

❷ 次に，一行下に「でも？」と書きます.

❸ 一度，深呼吸をしてみましょう.
そしてその下に，そのことについて自分なりに答えてみましょう.

> 例：やらなきゃいけない　何とかしなくちゃいけない

❹ その次に，また一行下に「なぜなら？」と書いてみましょう.

❺ もう一度深呼吸をして，そのことについて思い浮かんだことを書いて
みましょう.

> 例：資格を取って，しっかり仕事をしていきたいから

❻ 次に，一行下に「何からやってみる？」と書いてみましょう.

❼ そして，自分が無理なく，具体的で実践可能なことを一つ，書き出し
てみましょう.

> 例：試験対策の本をネットで探してみる

❽ 慣れてきたら書き出さなくても，心の中で「難しい！」と思ったときに，
「でも？」「なぜなら？」「何からやってみる？」と問いかけることも
できます.

　「嫌い，苦手」でも，難しいと感じていても，そこであきらめたり手放そうとしないあなたには，必ず心の中に大切にしたい思いがあります．それを引き出し，そしてまずはすぐにできる小さな行動（ベビーステップ）をぜひ実行してみましょう！

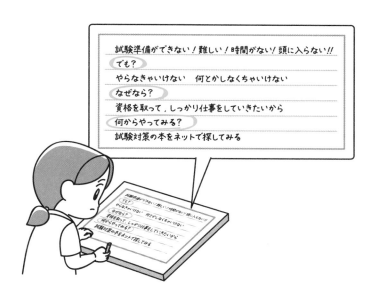

column：まずはベビーステップから

　大きな目標を立ててもなかなか実行できず，何も変わらず……なんてことはありませんか？　大きな一歩を踏み出すには，かなりの勇気が必要です．なので，まずはいとも簡単にできることから始めるのがオススメです．赤ちゃんの一歩くらいのイメージで，ほんの少しの行動からでいいのです．例えば「部屋の片づけがしたい！」と思ってもなかなかできないときは，まずは本を一冊本棚にしまうことから始めます．小さな行動ではほとんど何も変わらないように見えますが，自分の中では何かが確実に一歩前に進みます．その「できた」「やれた」が次の一歩へのエネルギーになるのです．

☑ 仕事に行きたくない気分

いつもスッキリした気分で仕事に行けたらいいのですが，気分が冴えなかったり，仕事に行ってからのことを考えるとちょっと憂鬱に感じるときってありませんか？

私も，ちょっと苦手な会議の予定があったり，クレームの多いご家族に対応しなければならない予定などがあると，朝から「あ〜いやだなあ」「気が進まないなあ……」とドヨ〜ンとした気持ちになることがあります．仕事上，もちろん頑張って対応するのですが，正直サボれたらいいのになあ……と考えてしまったりもします．そのままドヨ〜ンとした空気感で職場に行くと，なんだか他のこともうまくいかない気分にもなります．

かといって，「よ〜し！ 今日も元気に頑張ろう！」と無理にテンションを上げても，やっぱりちょっと不自然で，違和感があります．みなさんは，そんなときはどうしていますか？

一日をどういう気持ちで終わらせたい？

　まだ起こっていない未来の出来事について「こうなったらどうしよう……」「こんなことになったらいやだな……」と考えると，今日頑張るための勇気が挫（くじ）かれてしまい，なかなかモチベーションが上がりません．また，気合を入れて，頑張って自分を元気づけようとしても，どうも無理があります．

　そんなとき，「今日一日の中でどんなことが起こるだろうか」と考えるのではなく，**「一日の終わりにどんな気持ちでありたいか」をちょっとイメージするだけで，なぜか無理なく自然に勇気が湧いてきます**．

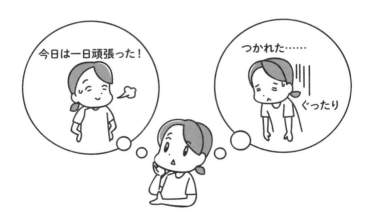

28

ヤルキー・メイト

28 ヤルキー・メイト

- 効能：やる気復活
- 所要時間：1〜2分
- 使用方法

❶ 一度伸びをして，深呼吸をします．

息を吐くときに，不安や憂鬱，ネガティブな気分を呼吸と一緒に，フーッと自分の外に吐き出します．息を吸うときには，元気ややる気，勇気など自分に必要なパワーを呼吸と一緒にスーッと自分に取り込むようなイメージで行います．

❷ そして，何があったとしても，今日の終わりにどんな気分になっていたらいいかを想像してみます．

「とは言え，実際は無理かも……」みたいな思いが浮かんでも，いったん横に置いておきましょう．

こんな気持ちになりたい！をしっかりイメージします．

　例：布団に入ったとき，ホッとしたい
　　　帰りの電車の中で「あ〜何とか無事にすんでよかった」と感じたい
　　　お風呂に入ったとき，「とにかく，よく頑張った！」と思いたい　など

❸ 次にもう一度伸びをして，そんな気持ちになるために，何か一つ，確実にできそうな小さな行動を1つ考えます．

　例：挨拶はいつもより少し元気にしてみよう
　　　とにかく相手の話をていねいに聞くことを心がけよう
　　　ランチのときに好きなおやつをプラスして元気を
　　　チャージしよう　など

❹ そして，そんな頑張ったあとのごほうびを考えるのもいいでしょう．

　例：帰りにケーキを買おう
　　　夕食のときに，一杯飲もう　など

　今日一日，何が起こるかは誰にも分からないし，自分でもコントロールすることはできません．でも，こんな気分で一日が終われたらいいな♪と思うことは，自由に設定できます．
　「ヤルキー・メイト」があなたをそっと応援してくれますよ．

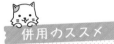

併用のススメ

💊04「ジューデイン C」との併用もオススメです．

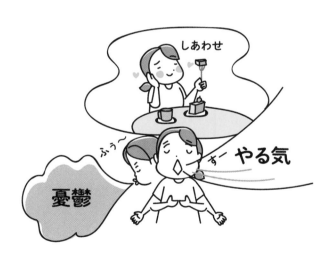

28
ヤルキー・メイト

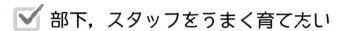

問診 3　仕事や生活，楽しめていますか？

☑ **部下，スタッフをうまく育てたい**

　後輩や部下が自信を持ってイキイキと仕事ができるようにサポートしたいと思っていても，厳しく指導するとへこんで自信をなくすし，ほめると自信過剰になって学ぼうとしなくなるし，じゃあどうしたらいいの？と悩むことってありませんか？

　子育ても同じで，私もしかってもほめても，苦労をすることがありました．部屋の片づけの苦手な息子に「片づけ終わるまで，夕食はあげません！」ときつく言っても，なかなか作業が進まない．そのうち「夕食いらないの？ もうっ，一晩中やってなさい！」とこちらがブチっと切れてしまいます．一方，戦略を変えて「すごいね，えらいね．さすがお兄ちゃんね」とほめても，そのときだけは片づけられても，その後は長続きしない．本人に任せるより私がした方が早いので，つい私が片づけてしまうと，さらに本人は片づけようとしなくなる，という悪循環でした．後輩や部下への対応でも，同じようなことが起きているかもしれません．

　「ほめる」ばかりだと，「ほめられるために」やろうとするので，逆に相手が見ていなかったり，ほめられなくなると行動しなくなってしまいます．一方，「しかる」だと，勇気をくじくことになり，欠点やできていないところばかりを責められると，自信をなくし，

やる気も失ってしまいます．

具体的なイメージを伝えてみよう

　そこでオススメなのは，**「こうなってほしい」という望ましい行動や「ここが増えてほしい」と思う行動と，そのことによって周囲に「どのように役に立つか」を伝えること**です．

　駅のホームでのアナウンスが，以前は「駆け込み乗車はおやめください！」だったのが，最近，「次の電車をご利用ください」に変わっているのに気がついていますか？
　止めてほしい行動を伝えると，脳がまずその行動をイメージするので，「駆け込まないで！」と言われると，なぜかつい走ってしまいます．一方，「次の電車を待って」と言われると，待つというイメージが浮かぶので，慌てて行動しなくなります．人間の行動って面白いですね．

　望ましい行動をイメージし，実行することで，患者さんが喜んだり，チームが動きやすくなるのが分かると，**「自分は役に立てる！」とやりがいを感じる**ので，次からの行動も自然と変えやすくなるのです．

コーケンカン・エイド

- 効能：充実感
- 所要時間：数秒〜
- 用意するもの：なし
- 使用方法

❶ まずは相手の「できているところ」「貢献しているところ」
を伝えてみましょう.

> 例：「先日の患者さんへの対応，とても正確でていねい
> だったね．患者さんも楽だったと喜んでいたよ」

❷ 次に，相手の「ここがもっと増えてほしい」と思うところと，
そうすることでどんな貢献があるかを具体的に伝えてみましょう.

> 例：「ケアのあとの記録をもっと具体的に書いておくと，ほかの人もさ
> らに分かりやすくなると思うよ」

❸ そして次に，相手のできていないところは，「こうなったらいいよね！」
と改善できたイメージを意識できるように伝えて，そうなることで周り
にどんな影響があるかを伝えてみましょう.

> 例：「気になることがあったら早めにリーダーに報告してくれると，
> チームでもすぐに対応できるし，相手も助かるんだけどな」

しかるでもなくほめるでもなく，相手の
「もっと増えてほしい」「こうなってほしい」ところに
フォーカスして，貢献感を伝えてみませんか？

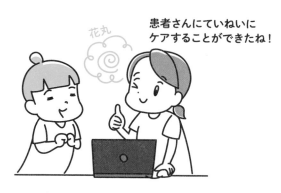

患者さんにていねいに
ケアすることができたね!

花丸

column：ヨイ出しのススメ

　例えば何かの機械で不具合があったら，原因を探して直します．そうすると元のようにうまく動くようになりますよね．

　ところが人に対して「原因を見つけて直す」方法で行うと，かえってうまくいかないことがあります．「あなたって，いつもきちんとしているし，仕事も早いし，責任感もあって素晴らしいんだけど，字が汚くて読めないから書き直して」と言われたら，どうでしょうか？字を書く以外は問題なくても，「そこだけ悪いから直して！」と言われると，気持ちが落ち込み，自信をなくしてしまいます．

　誰にだって得意不得意，長所や短所があります．100%完璧な人はいないし，良いか悪いかは習慣や価値観，文化によっても異なります．短所やできていないところを指摘されると「ダメ出し」になり，多くの場合モチベーションが下がります．勇気とは，課題に向かう力です．相手がその課題を何とかしようと思えるには，「勇気づけ」が必要なのです．「この間の記録の字，読みやすかったよ」と小さなことでも「ヨイ出し」していくと，そこに関心が向き増やそうと行動できます．ぜひ「ヨイ出し」で伝えてみませんか．

29

コーケンカン・エイド

タスクが山積みで余裕がない

　あれもしなくちゃ，これもしなくちゃ……とやらなければならないことがたくさんあって，だけどなかなか思うように取り組めず，気持ちにゆとりがなく焦ってしまうときってありませんか？

　私はフルタイムで働いていることで，子どもたちにかわいそうな思いをさせてはいけない！と考え，食事は手作りし，学校行事や習い事のサポートもしっかりやろうと，できるだけ手を抜かないようにしていました．ところが職場の仕事が忙しかったり，講義の準備や原稿の締め切りが迫って焦っているようなときに限って，実家の母が電話をかけてきて作業の手を止められ，そんな状態で家に帰ると，部屋を散らかしている子どもたちに「何やってるの！」とついつい怒鳴り，八つ当たりしてしまうこともありました．泣き出す息子を見て，ああ母親失格やなあ……と自己嫌悪に陥ることもたびたびありました．1日が24時間でなく，30時間だったらなあ……なんて思ったこともありました．

気持ちのゆとりをつくるには

　いくら頑張り屋さんでも**自分のキャパシティには限界があります**
し，1日は24時間です．体や心を休める時間も必要です．でも
やるべきこと，やりたいことが山積みだと，つい気持ちのゆとり
がなくなり，かえって効率が悪くなってしまうこともあります．

　そして自分の行動を振り返ってみると，意外と**自分を「～すべ**
き」「～ねばならない」で追い込んでいることがよくあります．本
当にその方法しかないのかをちょっと見直したり，でも「これだ
けは大切にしたい」ということや，そのときどきで優先したいこ
とに柔軟に対応できると，少しゆとりができ，なおかつ自分も納
得して過ごせるようになります．

column：人生を豊かにするために

　私たちはつい「重要で緊急」なことを優先しがちですが，実は，
人生を豊かにするためには「重要だけど緊急でない」ことの時間を
確保することが大切です．タスクが山積みだと休日や休憩時間を削っ
てしまうこともありますが，いくら自分がやりがいや責任感を持っ
て取り組みたいことでも，走り続けているといつか電池が切れてし
まいます．例えば十分な睡眠や友達とのおしゃべりや家族との団ら
ん，旅行やスポーツ，趣味や楽しみなど，緊急ではないけれど自分
にとって重要なことを，まず始めにスケジュール上で必ずキープし
ておくことをオススメします．

30

ゆとりメグリズム

ゆとりメグリズム

- 効能：気分スッキリ
- 所要時間：5〜10分
- 用意するもの：A4くらいの紙，フセン，ペン
- 使用方法

① いま抱えている課題やタスク，気になることを，フセン1枚につき1項目ずつ，どんどん書き出してみましょう．自分にさえ分かればいいので，キーワードだけでもいいです．

> 例：「研修のレポート」「PC周りの掃除」「PTAのお知らせの返事」など

② どんどん書き出して，出し切ったら，ペンを止めます．

③ 次に紙に右のような図を書いて，「緊急で重要なこと」「緊急ではないが重要なこと」「緊急だけど重要ではないこと」「緊急でも重要でもないこと」にフセンを分けます．
4ヵ所すべてにフセンが分かれることもありますし，どこか1ヵ所に集まったり，当てはまらないところがあっても大丈夫です．

④ 「緊急で重要なこと」「緊急ではないが重要なこと」「緊急だけど重要ではないこと」の中で，さらに優先順位をつけたり，自分にしかできないフセンを選びましょう．

⑤ 枠の外に，「任せる」と「後日で大丈夫」のコーナーを作り，ほかの人に任せられそうなフセンや後に回せそうなフセンを移してみましょう．

⑥ 全体を見回して，これからすぐに取り組みたいところに◎をつけましょう．

フセンに書き出して，頭の中にあることを見える化することで，自分が何を抱えているかに気がついたり，優先順位が見えたり，自分にしかできないこと，人に任せられること，どれから取り組んだ方が効率的かなどが，分かりやすくなります．

あなたもちょっとした時間で頭の整理と行動の見直しをしてみませんか？　きっと，とってもスッキリ，充実した日々が送れますよ．

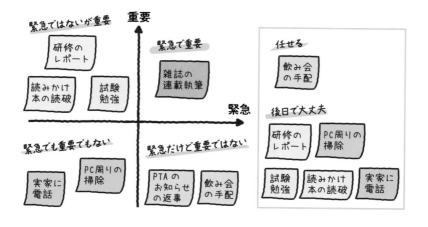

☑ 気持ちが落ち込んでいる人に 対応したい

　気持ちが落ち込んでいる人を目の前にすると，何とか力になれないかな……と気になりますよね．しかし，じっくり話を聴く時間がなかったり，どのように声をかけたらいいのかと戸惑うときってありませんか？

　いつもお世話になっている訪問看護ステーションの所長さんが，田舎に住む自分の父親ががんで体調が悪いことをとても心配していて，仕事が忙しい中で親の介護をどうしようかと悩んで落ち込んでいました．とくに医療職や介護職は，自分の家族や知人が病気になると，仕事柄，どれだけシビアな状況なのかなど，一般の方以上に病気や障害のことが分かるので，複雑な心境になります．私自身も父を看取ったときに，医療者でもあり，家族でもあるジレンマをかかえてつらかった経験があり，何か彼女の力になれないか，どんなふうに声をかけたらいいのかと悩みました．

寄り添うことのありがたさ

　一方で，私自身が家族のことで落ち込んでいたとき，さりげなくスタッフが声をかけてくれたのがすごくありがたく感じたこともありました．じっくり話を聴いてもらえなくても，ちょっとした気遣いが心の癒しや支えになるのを実感しました．

　「Not doing, But being」という言葉があります（☞ p.69）．**13**「ヨリソエール MAX」もそうですが，**何かをする（doing）ことやどんな言葉よりも，自分の気持ちや感情にそっと寄り添って（being）もらえると，相手にとって何よりの勇気づけになります**．

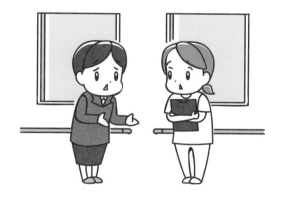

31 勇気サポートHi

- 効能：優しい気持ち
- 所要時間：いつでもすぐ
- 使用方法

❶ 相手の様子を見ながら，声をかけてみましょう．

> 例：最近どう？

❷ 相手が何か話したら，顔色や話し方を見ながら，相づちをうち，真剣に聴きます．
そして，内容を反復し，いたわりましょう．

> 例：うん，うん，なるほど，○○だったのね……
> それは大変だったね

❸ 次に相手の気持ちや感情を予測して，感情に寄り添いながら言葉にして伝えてみます．

> 例：それはつらかったね
> 悔しかったね
> ショックだったでしょう　など

❹ 次に少し明るい口調で，相手に勇気づけをしてみましょう．
可能であれば，肩などをポンと優しく触れるのもオススメです．

> 例：そんな中，よく頑張ってるね！（肩ポン）

❺ 話の終わりに，サポートしたいと思っていることを伝えてみましょう．

> 例：話してくれてありがとう！ よかったら，またゆっくり聴かせてね
> いつでも話を聴くから声をかけてね

　相手を気にかけているあなたの存在そのものが，相手への勇気づけになります．そっと優しく寄り添って，ぜひ声をかけてみてくださいね．

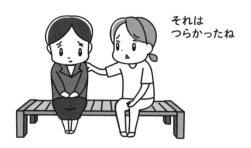

それは
つらかったね

column：ユーモアは最強サプリ?!

　私が尊敬する哲学者アルフォンス・デーケン先生から教えていた
だいた，「ユーモアとは，にも関わらず笑うことである」という言葉[9]
は，私にとって，とても大切な言葉です．苦しくてつらいときほど，
ふとしたユーモアには心が癒され，勇気づけられます．

　訪問看護で担当していた看取りが近いがん患者さんが，あるとき
厳しい表情で「家族に迷惑をかけるくらいなら死んだ方がましだ」
と言ったことがありました．そのとき妻が，腹水で膨らんだおなか
を見て，「あら，ビールでも飲みすぎたのかしら？」と優しくさすっ
たところ，彼の表情がふっと緩んで笑顔になり，「そんなわけ，ない
やろ～」（漫才のボケとツッコミ風で）と答えたので，私も妻も彼も
思わず一緒に大笑いしました．愛情いっぱいの妻の優しい気持ちが
伝わったのか，彼は最期に妻に笑顔を見せて静かに旅立ちました．

　ユーモアや笑いがストレスを発散させたり，過度な緊張を和らげ，
身体や心によい影響を与えるという報告は多くあります．私も実体
験として，ユーモアや笑いは最強の「サプリ」だと思っています．

　どんなときも，「にも関わらず」のユーモアや笑顔を大切にしてい
きたいですね．

31
勇気サポート
Hi

頑張りすぎで，ストレスを抱えて
いる人に声をかけたい

あなたの周りに本当によく頑張っていて，でもちょっと元気の
ない人っていませんか？

私も今まで，とても素敵な看護師さんにたくさん出会い，一緒
に仕事をしたり，企画に取り組んだりしてきました．ところが，
ときに頑張りすぎて，仕事を辞めていってしまう人も多くいまし
た．「この地域をよくしたい！」と自ら訪問看護ステーションを立
ち上げた知り合いの看護師さんも，「思うように仕事ができなくて
……」と数年後に所長を辞めてしまいました．いつも私が困っ
たときに快く力になってくれて，患者さんからの信頼も厚く，と
ても頼りにしていた方で，会うたびに私は元気をもらっていまし
た．それだけに，彼女が辞めると聞いたときはとてもショックで，
もっと前に何か私にもできなかったかと心残りになりました．

勇気づけのススメ

看護師をはじめ，対人援助に関わる人は，困っている人に役
に立ちたい！という心優しく，貢献感の強い方が多いです．しか
し実際は，対人関係で悩んだり，理不尽な思いをすることも少
なくありません．その中で心折れて燃え尽きてしまうのは，残念
で仕方ありません．

　私も何度も仕事やプライベートでも行き詰まり，悩んだことがありました．自分にとってはなかなかいい結果につながっていなくても，誰かが頑張っている自分を分かってくれていたり，気づいてくれていると，とても心強く感じ，勇気をもらいました．

　大切な仲間や友人に対して，今度は私がそんな勇気づけができる存在になれたらいいなと思って取り入れているのが，このサプリです．

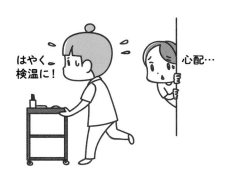

32 サンクス・プラス

- 効能：元気が出る
- 所要時間：数秒〜
- 用意するもの：なし
- 使用方法

勇気づけしたい相手に，「ありがとう」をたくさん伝えましょう．ほんの数秒，通りすがりにでも，こまめに何度も伝えることがコツです．

ステップ1 ありがとう＋貢献

「ありがとう」にプラスして，相手に助けてもらったり手伝ってもらっていることを具体的に伝えてみましょう．

＊ここまでは，🍬24「強力エア・ケア」と同じです．

例：いつもすぐに対応してくれて，助かってます！ ありがとう！
先日の〇〇様の件，とっても助かりました！ ありがとう！
ありがとう！ あなたに会うと元気をもらえて嬉しいです！

ステップ2 ありがとう＋ほかの人への貢献

相手が周りの人たちに対して役立っていること，助けになっていることをプラスして伝えてみましょう．

例：いつもありがとう！ △△さんが，すごく楽になったって感謝してたよ！
××さんが先日，とても助かったって言ってたよ！ ありがとう！

ステップ3　**ありがとう＋応援エール**

相手を励ますメッセージやその人のいいところをプラスして伝えてみましょう．

> 例：ありがとうございます！　いつも頑張っているね！
> 　　大変な中でも頑張っている〇〇さん，私は好きです！　尊敬してるよ！

ステップ4　**ありがとう＋支援エール**

自分が相手に関心を寄せていること，サポートしたいと思っていることをプラスして伝えてみましょう．

> 例：ありがとう！　最近疲れた様子なので，心配しています．
> 　　いつでも力になるから，気軽に声をかけてね！

「ありがとう！」は魔法の言葉です．相手への勇気づけは，自分も元気をもらいます．あなたも周りもぜひ HAPPY に！

いつもありがとう！

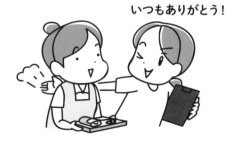

おわりに

　ここまでお読みいただいて，本当にありがとうございます．

　この本を書くことになったきっかけは，2016年2月の日本がん看護学会の交流集会で，私のワークライフバランスの経験をお話ししたことでした．私はがん看護専門看護師として，専門分野のお話をする機会は多かったのですが，このようなプライベート（？）な話題を皆さんの前で話すことは初めてでした．

　ところが，私の話を聴いてくださった参加者の何人かが涙を流され，話し終わった後に声をかけてくださり，「頑張っていきたいと思った」と話してくださいました．
　そのとき，私が悩んだり悔やんだり失敗しながら，それでも何とか必死にやってきたことが，こんなふうに誰かを勇気づけることができるなんて，と嬉しく思いました．
　またその際に，同じく話を聴いてくださっていた南江堂の方からご提案いただき，2017年から2年間，雑誌『がん看護』で「アドラー流　ナースのためのワークライフバランス」を連載させていただきました．ときどき「楽しみに読んでいます！」と声をかけていただくこともあり，本当に嬉しかったです．
　その後改めて，看護職や対人援助職に向けて，勇気づけできるような活動をしたいと思って作ったのが，この本です．

　私は看護師の仕事を始めてちょうど約30年になります．
　もともとは学校の先生を目指したいと思っていたのですが，父の体調が悪く，当時，女性でも手に職をつけてしっかり働ける仕事として看護師の道を選択しました．

私がこの看護の仕事が大好きで，辞められない理由は，患者さんからいつも元気や勇気をもらえるからです．自分一人の人生では体験できない様々なことを，出会った患者さんやご家族から教えてもらえることで，私自身が成長し，心豊かになれることを，本当にありがたいと思っています．

　つらく苦しんでいる人，何とか成長しようとしている人ほど，側に寄り添ってくれる人の存在が大きな支えになります．そして，そんな誰かの大切な存在であるあなたに，少しでも笑顔に元気になってもらえたら，本当に嬉しいです．

　あなたがイキイキとして仕事や関わりが楽しくなることで，きっと周りもいい空気感になり，いい職場になり，さらに素晴らしい地域にと広がっていくのではないかな……と考えるだけで，とてもワクワクします．
　ぜひ，1つでもよいので，チャレンジしてみてくださいね．

　最後に本書の刊行にあたって，看護師としての学びや気づきの機会をたくさんくださった患者さんやご家族の皆さま，こんな私を理解し支えてくれた家族，学び成長する機会を与えてくれた今の夫でもある梁 勝則先生，いつも笑顔で私を元気づけてくださる職場のスタッフや知人・友人の皆さま，いつも温かく寄り添ってくださった南江堂の赤田早紀さん，千田麻由さん，佐藤早苗さん，雑誌連載のときから私の細かなリクエストに快く的確に対応してくださったイラストレーターの渡邊真介さんに心から感謝申し上げます．

参考文献

1) 東　豊：リフレーミングの秘訣―東ゼミで学ぶ過程面接のエッセンス，日本評論社，2013

2) バーバラ・フレドリクソン（著），植木理恵（監修），高橋由紀子（訳）：ポジティブな人だけがうまくいく 3：1 の法則，日本実業出版社，2010

3) 大下大圓：ケアと対人援助に活かす瞑想療法，医学書院，2010

4) 髙宮有介，土屋静馬：いのちと向き合うあなたへ　セルフケアできていますか？：マインドフルネスを活かして，南山堂，2018

5) ジョン・カバットジン（著），春木 豊（訳）：マインドフルネスストレス低減法，北大路書房，2007

6) ラビ・M・トケイヤー（編著），助川 明（訳）：ユダヤ格言集，実業之日本社，1975

7) 松下幸之助：事業は人なり―私の人の見方・育て方，PHP 研究所，2015

8) マイケル・J・ロオジエ（著），石井裕之（監修）：引き寄せの法則，講談社，2012

9) アルフォンス・デーケン：ユーモアは老いと死の妙薬，講談社，1995

10) 梶野 真（著），岩井俊憲（監修）：アドラー心理学を深く知る 29 のキーワード，祥伝社，2015

11) 平本あきお：フセンで考えるとうまくいく―頭と心が忙しい人のための自分整理術 22，現代書林，2014

12) 平本あきお：勝手にモチベーション，KK ロングセラーズ，2011

13) 多羅尾美智代：看護現場に活かすコーチング―相手の内なる力を強める話し方，経営書院，2005

14) 岩井俊憲：働く人のためのアドラー心理学「もう疲れたよ…」にきく 8 つの習慣，朝日新聞出版，2016

15) 岩井俊憲，長谷静香：看護師のためのアドラー心理学―人間関係を変える，心に勇気のひとしずく，日本医療企画，2017

16) 岸見一郎：成功ではなく，幸福について語ろう，幻冬舎，2018

サプリ効能別索引

著者紹介

宇野 さつき
うの

医療法人社団 新国内科医院 看護師長
（有）ながた介護ヘルパーステーション
　あすか 取締役副社長
がん看護専門看護師

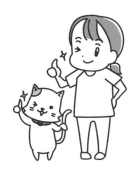

1990 年　千葉大学看護学部看護学科卒業
2005 年　兵庫県立看護大学大学院看護学研究科修士課程修了
2006 年　医療法人社団 新国内科医院 看護師長
2013 年　地域緩和ケアサポートすばる設立
2017 年　SGH 看護特別賞受賞
2019 年　兵庫県看護功績賞受賞

　未熟児から高齢者，病棟，外来，教育現場と様々な場で働き，3 人
の子育てをしながら，2006 年にがん看護専門看護師の認定を受ける．
2006 年から現職．強化型在宅療養支援診療所を拠点に，がん患者の
みならず，認知症や様々な疾患の患者家族に外来と訪問看護で携わっ
ている．地域緩和ケアや看取りに関連した活動，講演，執筆も多数．
2013 年から地域緩和ケアサポートすばるを立ち上げ，緩和ケアや看
取りのケアへの教育・実践支援に取り組んでいる．
趣味：映画鑑賞，ガーデニング，ハイキング，料理，落語
最近の楽しみ：わが家のニャンコ，ゴン太くんとメイちゃんと一緒に
まったり過ごすこと

頑張るナース・対人援助職のための "読む" こころのサプリ

2020 年 2 月 25 日　発行	著　者　宇野さつき
	発行者　小立鉦彦
	発行所　株式会社 南 江 堂
	〒113-8410 東京都文京区本郷三丁目 42 番 6 号
	☎ (出版) 03-3811-7236　(営業) 03-3811-7239
	ホームページ　https://www.nankodo.co.jp/
	印刷・製本 横山印刷
	装丁　渡邊真介

Supplement for Your Heart
© Nankodo Co., Ltd., 2020

定価は表紙に表示してあります.
落丁・乱丁の場合はお取り替えいたします.
ご意見・お問い合わせはホームページまでお寄せください.

Printed and Bound in Japan
ISBN978-4-524-22522-4